우리는 죽으면 어디로 갈까

죽음 이후 다시 살아난 삶

다카다 아키카즈 지음
편집부 옮김

전파과학사

차례

8

프롤로그
왜 지금에 임사체험인가

영원의 염원

1991년 5월, NHK-TV에서 '임사체험'을 주제로 한 특별 프로그램이 방영되어 큰 반향을 일으켰습니다.

사람이 죽으면 도대체 어떻게 되는 것인가, 영(靈)의 세계라는 것은 있는 것일까. 윤회전생(輪廻轉生), 즉 사람은 다시 태어날 수 있을까. 이러한 문제는 우리들에게 따라다니는 최대의 의문 중 하나입니다. 또한 죽음에 대한 불안에서 도피하고 싶은, 안심입명(安心立命)을 얻으려는 기분에서 종교가 생겨나 지금도 이어지고 있는 것입니다.

세상이 경제적으로 발전하고 사람들의 생활이 풍요로워질수록 이 세상에서 떠나고 싶지 않은 생각이 강해집니다. 또한 인간끼리의 관계가 좋아지고 부부, 부모와 자식, 동포가 서로 사랑하고 행복하게 살면 살수록 헤어지지 않으려는 생각이 절실해집니다.

사람은 행복을 추구하고 행복해질수록 죽음이나 이별의 고통이 증가하여 불행해진다는 모순된 일도 생겨납니다.

사실, 석가는 인생의 최대 고민을 '사고(四苦)', 즉 생로병사라고 하였는데 그 이외에도 '팔고(八苦)'라 하여 애별리고(愛別離苦), 즉 아무리 좋아하는 사람하고도 반드시 헤어져야만 한다든가, 원증회고(怨憎會苦), 즉 아무리 싫은 사람하고도 함께 살지 않으면 안 될 괴로움을 들고 있습니다.

그 밖에 구부득고(求不得苦)—원하지만 얻을 수 없는 괴로움, 오음성고(五陰盛苦)—살아 있어 몸이 있는 것에서 오는 괴로움(이를테면 가정이 있다든가, 생계를 위해 일하지 않으면 안 되는 것 등)을 들어, 전부 8개의 괴로움에 싸여 있다고 생각하였습니다.

이 중에서 예를 들어 원증회고나 구부득고는 경제발전, 사회
진보로 해결될 수 있을지도 모릅니다. 또한 의학의 진보로 '노
병(老病)'은 약간은 해결될 수도 있을 것입니다. 그러나 죽음과
이별은 어떠한 수단으로든지 해결할 수 없습니다.

오직 한 가지의 해결 수단이 있다면 그것은 마음으로 이 문
제를 어떻게 납득하는가 하는 것입니다.

'저세상'을 본 것인가, 환각인가

그런데 죽음의 문제로 되돌아가지만 죽음에서 돌아온 사람,
죽음을 경험한 사람은 없습니다. '영의 세계'든가 '저세상'이라
고 말해 봤자, 실제로 거기에 간 사람의 이야기가 아니고 영매
사나 종교가 등이 마치 저세상을 본 것같이 말하고 있는 것을
듣고 있는 것에 불과합니다.

즉 우리들에게 있어 죽음이란 영원한 수수께끼인 것입니다.

그렇다면 다음의 원망으로서 죽음의 한발 앞까지 가까워졌던
사람이 거기에서 무엇을 보고 왔는가를 알고 싶습니다.

한번 죽음에 이르렀던 사람이 다시 숨을 쉬었을 경우, 그 사
람들의 경험은 나름대로 지리멸렬한 것인가 그렇지 않으면 대
체로 비슷한 것이었는가 하는 것이 문제가 됩니다.

도대체 임사체험은 정말로 '저세상'을 엿본 경험인 것일까요,
아니면 이것은 죽음 직전의 뇌 변화에 의한 환각인 것일까요?
또한 과학자는 이것을 어떻게 보고 있는 것일까요?

마경과 임사체험

또 하나, 필자가 흥미를 갖는 것은 임사체험이란 선(禪)에서

말하는 '마경'하고의 관계입니다. 이것은 좌선을 계속하여 정신 통일(선정 : 禪定)이 진행되면 전신이 없어지는 것 같은 마음이 생겨나는 것을 말합니다.

오모리 노사(하나조노대학 전 학장)는 『참선입문』에서 다음과 같이 쓰고 있습니다.

"나도 단(좌선의 자리) 위에 앉아 있으면 눈이 밑의 바닥에 붙어 버리거나 혹은 바닥의 틈새가 사람 얼굴로 보여 그것이 여러 가지 표정으로 변하는 것을 경험한 일이 있다. 이것은 또 하나의 마경이다."

노사는 또한 수행자가 좌선할 때, "주변이 전부 새하얗게 되었습니다."든지 "몸이 속이 비어 쓰윽 하늘까지 올라가, 하늘 가득히 퍼졌습니다."라고 말하는 경우가 자주 있다고도 합니다.

이러한 마경과 임사체험은 어디가 다른 것일까요. 만일 마경과 임사체험이 같은 감각이라면 마경은 깨달음의 한 발자국 앞이라고 하니, 사람이 죽는다는 것은 의외로 해탈의 경지에 들어가는 것인지도 모르겠습니다.

그러므로 이 책에서는 임사체험에 대해서 국제적으로 일류의 과학잡지에 발표된 보고만을 다루어 소개하기로 하였습니다.

또한 환각 때 뇌의 작용, 생리 등에 대해서도 설명을 가하여 만일 임사체험이 환각이라면 사람은 어떠한 때에 환각상태가 되는가 하는 것도 생각해 보았습니다.

그리고 끝으로 마경과 깨달음의 관계 등에 대해서 천룡사파 관장 히라다 세이코 노사와 대담하여 이야기를 들었습니다. 히라다 노사는 필자의 전저 『죽음을 초월하는 마음의 과학』에서 대담한 세키 보쿠오 노사의 수제자로서 고킨 덴린 노사의 제자의 제자입니다.

1장
임사체험이란 무엇인가

1. 사람은 죽음을 어떻게 보아 왔는가

"그것은 매우 아름다운 곳이다"

사람이 죽는다는 것은 피할 수 없는 일인 것 같습니다.

그러나 많은 사람은 죽음에 의해 모든 것이 끝나는 것은 견디기 어려운 일로 생각해 왔습니다. 이러한 감정과 종교가 결합하여 '사람은 사후에도 어떤 모양으로서 계속 살고 있는 것이 아닐까' 하는 생각이 생겨났다고 여겨집니다.

그러므로 일반인은 고사하고 저명한 학자 등이 죽음과 사후세계를 어떻게 보았는가를 우선 소개하려고 합니다.

1920년대에 발명가 토머스 에디슨은 다음과 같습니다.

"사람이 죽을 때에는 고도로 하전된 에너지가 신체를 떠나 공간으로 향한다. 그리고 다음의 인생에 들어가는 것이다. 이 에너지가 불멸(불사)이란 것을 증명할 실험이 필요하다."

또한 1920년 10월, 『사이언티픽 아메리칸』과의 대담에서 에디슨은 다음과 같이 이야기하였습니다.

"나는 저세상에 간 인격에 의해 조작될 수 있는 기기를 만들 것을 생각해 왔다. 우리들의 인격은 저세상에 있어도 이 세계의 물질에 영향을 미친다고 생각하지 않을 수 없다. 만일 우리들이 저세상에 있는 인격에 의해 영향을 받을 수 있는 민감한 기기를 만들 수 있다면 이 기기는 무엇인가를 기록할 것이 틀림없다."

에디슨은 이러한 기기를 만드는 일은 하지 않았습니다. 그러나 죽음의 자리에서 내세를 보았다고 하고 "그것은 매우 아름다운 곳이다."라고 속삭였답니다.

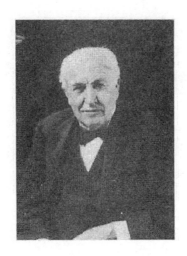

에디슨은 죽을 때 "그것은 매우 아름다운 곳이다."라고 중얼거렸다고 한다

그것보다 전에 오스트리아의 심리학자 지그문트 프로이트는 '불멸'이란 생각이 생겨난 근저에는 "죽으면 '무'가 된다는 것을 인정하고 싶지 않은" 기분이 가로놓여 있다고 생각하였습니다. 그리고 "인간은 사후의 세계에서는 방관자로서 존재한다."라고 말했습니다.

문호 괴테나 진화론의 찰스 다윈도 '혼은 불멸이다'라고 생각하고 있었습니다. 한편, 역사학자 아놀드 토인비는 그것과는 반대의 입장이었습니다. 그는 "많은 동물은 인간과 마찬가지로 한패의 죽음을 슬퍼하나, 인간만이 죽음은 모든 생물에 따르는 것이란 것을 자각하고 있다."라고 말하고 있습니다. 또한 죽음에 의해 신체도, 의식(마음)도 사라지는 것이며, 따라서 망령 등은 환각에 불과하다고 말하고 있습니다.

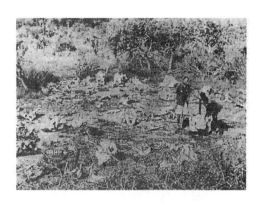

코끼리도 '죽음'을 알고 있는 듯하다. 죽을 때가 가까워지면 자신이 그것을 예감하여 정글 깊숙이 오지로 죽을 곳을 구하여 들어간다고 한다. 그 코끼리의 묘지(?)라는 사진(아프리카, 케냐)

원시인과 동물의 죽음 파악법

그러면 더 거슬러올라가 고대인은 죽음을 어떻게 보았을까요?

고고학자의 연구에 의하면 지금부터 10만 년쯤 전의 네안데르탈인의 매장 자리에 그들이 사후의 생명을 믿고 있었다는 흔적이 인정되는 모양입니다.

이라크의 샤니다아르 동굴에서 볼 수 있는 네안데르탈인의 묘에는 산 채로 제사에 바친 동물, 꽃이나 먹을 것의 매장, 묘의 세심한 작성법 등 분명히 사자가 사후에도 살아가는 데 있어서 어려움이 없도록 준비가 되어 있습니다.

그런데 동물의 세계는 어떻습니까? 물론 누구도 동물에게 "사후의 세계를 믿는가?"라고 물을 수는 없습니다. 그러나 동물이 인간과 마찬가지로 죽음을 슬퍼하거나 매장의 의식을 하는 일은 있을 수 없다고 단언할 수 있을까요?

원숭이에게 언어를 가르치는 데는 아메리칸 사인 랭귀지라는

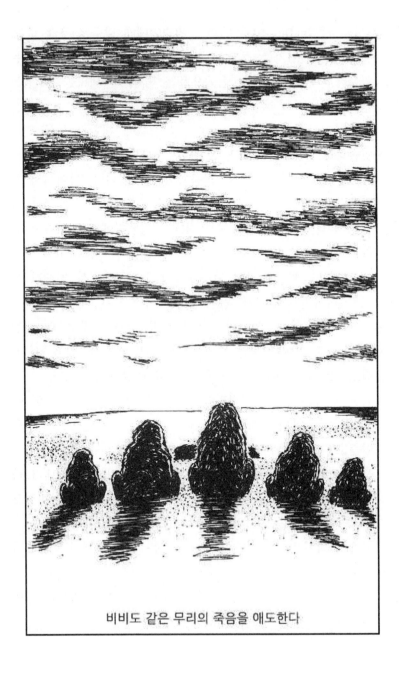

비비도 같은 무리의 죽음을 애도한다

기호를 사용합니다. 이것에 의해 원숭이에게 말을 외우게 하고, 죽음이란 무엇인가를 물었더니 "끝과 같다"라고 대답하였다는 것입니다. 즉 원숭이도 마음속으로는 '죽음'의 의미를 잘 알고 있는 것입니다.

더글러스 해밀턴 부부는 코끼리의 죽음에 대한 행동을 연구하였습니다. 그것에 의하면 코끼리는 코뿔소, 들소, 소, 인간의 시체를 보고 그것을 흙으로 파묻었던 모양입니다. 나아가서 같은 무리의 코끼리가 죽었을 경우 먹을 것이나 꽃, 잎 등을 함께 묻습니다. 이러한 일은 아프리카의 침팬지에게도 있다고 합니다.

1973년, 테레키 박사는 탄자니아의 국립공원에서 침팬지 무리 중 한 마리가 갑자기 죽는 장면을 목격하였습니다. 그때 침팬지들은 한패인 시체에 먹을 것을 던지고, 돌을 쌓고, 그 주변에 원형으로 모여 시체를 바라보면서 가만히 앉아 있었습니다. 그리고 그 후에 매우 슬픈 듯한 소리를 내었다고 합니다.

같은 반응은 오스트레일리아의 원주민 아브리지니에서도 볼 수 있습니다. 이들은 사자를 둘러싼 뒤 슬픈 소리를 내고, 몸을 쥐어뜯고, 다시 모두 성난 표정을 나타낸다고 합니다.

유진 마레이 박사에 의하면 남아프리카의 비비도 한패의 죽음을 애도하며 석양을 향해 모여 잠시 조용히 지평선을 바라보다가 곧 전원이 슬픔에 찬 울음소리를 내는 모양입니다.

마레이 박사는 비비의 이 소리를 듣는 것은 한패가 죽었거나 헤어져야 할 때뿐이라고 합니다.

이처럼 일몰과 죽음이나 이별을 연결하는 것은 미개인 사이에서는 자주 볼 수 있는 일인 듯합니다.

불안도, 고통도 없는 임사 세계

그런데 사후의 세계, 또는 타인의 죽음을 먼 데서 느꼈다는 것 같은 이야기를 과학적으로 해명하려는 시도는 없었던 것일까요?

1882년, 영국에서 심령연구회가 결성되었습니다. 회원 중에는 철학자이며 심리학자이기도 한 윌리엄 제임스나, 후에 노벨상을 수상한 존 윌리엄 레일리 경 등 저명한 인사도 들어 있습니다.

그들은 그때까지 보고된 죽은 사람의 말이나 사후 세계를 보았다는 사람의 이야기를 상세하게 검토하였습니다. 가령 이미 죽어 있을 터인 사람을 보았다는 사람이 있다고 하면 그가 본 시간과 상대의 사망시간을 조회하여, 확실하게 그 사망을 알고 있을 까닭이 없으므로, 이것은 진실성이 있다는 식입니다.

그러나 사후의 세계에 대하여 많은 회원을 납득시킬 수 있는 자료는 얻을 수 없었습니다. 그러나 불가사의 하게도 회원 중 많은 사람이 비정상적인 죽음, 이를테면 얕은 물에서 익사하였든가, 클로로포름 과량으로 죽거나 하였습니다.

임사체험에 대하여 처음으로 요약한 것은 스위스의 지질학자이며 등산가인 알버트 하임입니다. 그는 1892년에 『알펜클럽 연보』라는 책에 산에서 죽음 직전에 소생한 동료에 관해 30례를 종합하여 발표하였습니다. 그중의 전형적인 기재는 다음과 같은 것입니다.

"슬픔이든가 두려움은 느낄 수 없었다. 불안, 걱정, 절망도 없었다. 오히려 고요함, 모든 것을 받아들이려는 기분, 활발한 머리 회전이었다. 지금까지 일어났던 일과 그 결과를 확실하게 이해할 수

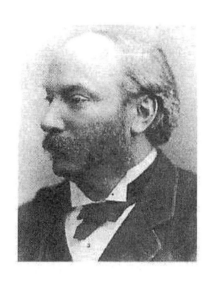

J. W. S. 레일리 경. 20세기 초의 영국을 대표하는 물리학자, 케임브리지대학 교수. 동대학 명예총장, 1904년 노벨 물리학상 수상

있었다. 혼란은 전혀 없고, 시간은 천천히 흘렀다.”

대부분의 경우, 이것에 이어 지금까지 자신의 인생이 파노라마처럼 떠오르고, 아름다운 음악을 들으면서 어디론가로 떨어져 가고, 그리고 도달한 곳은 진홍의 구름이 떠 있는 새파란 하늘 밑의 세계였다고 말하고 있습니다.

이것은 등산가가 산을 낙하하고 있을 때의 기술입니다만, 그렇다면 떨어졌을 때 아픔을 느꼈을까요, 또 의식은 어떻게 되어 있었을까요?

이 점에 관해서 많은 사람은 밑으로 떨어졌을 때 의식은 희미했고 아픔은 느끼지 않았다고 말하고 있습니다.

임사체험이라 하여도 지금부터 문제가 되는 것은 심장정지나 호흡정지 같은, 뇌에 어떤 장해를 일으키는 경우의 일인데 산에서 미끄러져 떨어진 사람들의 경우에는 뇌의 일시적 장해인 환각이라고는 말하기 어려운 것이 있는 것처럼 여겨집니다.

학문의 세계에서 임사체험의 연구가 발표된 것은 의외로 1970년대가 되어서 입니다.

죽어가는 환자의 정신요법에도 통할 수 있는 것이 없을까 하는 관점에서 1977년, 『신경정신병 저널(Journal of Nervous and Mental Disease)』이라는 의학잡지가 윤회전생과 사후 세계를 특집으로 다루어 큰 반향을 일으켰습니다.

그리고 70년대 말에는 많은 일류 과학잡지가 임사체험의 연구성과를 게재하였습니다.

죽음은 깨달음의 경지인가

한편, 종교 특히 불교에서는 임사를 어떻게 보아 왔을까요?

선에서는 '대사일번(大死一番)' 등이라 하며 한 번 정신적으로 '죽는' 것을 요구합니다. 유명한 하쿠인 선사는 "젊은 대중들이여, 죽는 것이 싫으면 지금 죽으라. 한 번 죽으면 두 번 다시는 죽지 않는 것이야."라고 읊고 있습니다.

또한 정신적 죽음에 대하여 전 원각사파 관장인 아사히나 소오겐 노사는 다음과 같이 말하고 있습니다.

"사람은 육체적으로 죽으려면 청산가리라도 먹으면 되겠지만 정신적으로 한 번 '죽는' 것에는 때가 필요합니다. 수행자는 여기를 초월하여 지금의 의식을 버리면 깨달음이 있다고 알고 있어도, 지금의 의식을 버리지 못하고 여기에 매달리려고 하고 있습니다. 이것을 잘 보고 올바를 때에 의식을 단정하는 도움을 주는 것이 지도자의 역할입니다."

물론 이것은 정말로 죽는 것이 아니라 깨달음에 도달하기 전의 정신적인 죽음입니다. 그러나 임사의 경우도 정신의 죽음 직전인 것에는 변함이 없습니다.

그러므로 이 두 상황에 유사점이 없는가를 생각해 보려는 것이 이 책의 또 하나의 주제입니다.

석가는 "인간, 생으로 살고 있는 모든 것은 이미 깨닫고 있는 것이다. 오직 망상이 있으므로 깨달음을 자각할 수 없는 것이다."라고 되풀이하여 말하고 있습니다.

하쿠인 선사도 『좌선화찬』에서 '衆生本來成佛(사람은 원래 부처님의 지혜, 덕을 갖고 있는 것이다)'라고 옳고 있으며, 전묘심사(妙心寺)파 관장인 야마다 무몬 노사도 역시 "불교는 '衆生本來成佛'이 전부다."라고 말하고 있습니다.

즉 우리들 인간은 원래, 불성(부처님의 지혜와 덕)이란 것으로 이루어져 있으며 사후도 불성의 세계로 돌아간다는 것입니다.

그렇다면 사람은 모두 죽음에 임하여 해탈의 세계로 들어가는 것이므로 욕심도 득도 없는 임사의 상태에서 마음이 깨달음에 도달한다거나 깨달음의 일보직전까지 갈 수 있다는 것은 있을 수 있는 일이 아닐까요?

2. 임사에서 무엇을 체험하는가

전형적인 임사체험

미국의 의사 레이먼드 무디는 1975년, 150건의 임사체험 기록을 종합하였습니다. 이 책 『Life after Life』(『사후의 인생』이라고 번역하기로 합시다)에서 그는 전형적인 임사체험을 다음과 같이 기재하고 있습니다.

"사람이 지금 죽으려고 하고 있다. 그가 최대의 육체적 괴로움에 도달하였을 때, 의사가 '돌아가셨습니다'라고 선언하는 것을 듣는다.

다음에 그는 불쾌한 잡음을 듣는다. 이것은 버저나 벨소리가 크게 울리는 것과 같은 느낌이다. 동시에 그의 몸은 자신에서 이탈하지만, 아직 가까이에 있어 방관자로서 자신을 보고 있다. 그는 그 위치에서 의사들이 소생술을 시행하는 것을 보고 있으나, 일종의 정신적 앙양상태에 있다.

잠시 있다가 그는 점차로 이 상태에 한층 더 적응하는 것같이 된다. 그는 아직 자신의 몸이 있다는 것을 자각하나 이 몸은 여느 때와는 달라져 있으며, 더욱 여느 때와는 다른 '힘'을 갖고 있다.

다음에 무엇인가 다른 일이 일어나고 있다. 다른 사람들이 그를 맞이하여 도와주려고 한다. 그는 이미 죽은 친구나 친척의 영을 본다. 그리고 지금까지 만나본 일이 없는 빛으로 충만한 영을 본다.

이 영은 말을 하지 않고 그에게 자신의 인생을 되돌아보도록 명령하고 그의 인생의 주요한 사건을 파노라마처럼 되돌리는 도움을 준다. 어느 시점에서 그는 경계나 장벽에 접근한다. 이 것은 현세와 내세의 경계처럼 생각된다. 그는 지상으로 되돌아가야 한다. 아직 죽을 때가 아니라고 느낀다.

여기서 그는 저항한다. 왜냐하면 그는 벌써 내세에 들어왔다고 느끼고 있으며, 현세에 돌아갈 것을 원하고 있지 않기 때문이다. 그는 강렬한 기쁨, 사랑, 평화로운 느낌에 충만된다. 그러나 그가 정신을 차리면 현세에 있으며, 자신의 몸속에 들어 있다."

무디는 이 기술은 체험의 전체를 요약한 것이며, 임사체험은 어느 것 하나도 같은 것이 없으며, 또한 이러한 것의 모두가 출현하는 까닭도 없다고 말하고 있습니다.

그 밖에 과거 200년간의 임사체험을 조사한 결과도 내용적으로는 다르나 기본은 비슷하다고 말하고 있습니다.

임사에서 핵을 이루는 체험

그런데 임사라 하여도 그것이 죽음 그 자체는 아닙니다. 이 점을 분명하게 하는 것이 지금부터의 이야기에서는 중요합니다.

임사체험을 갖고 있다는 사람은 자신은 한 번 죽고, 임사체험은 그때의 체험이라고 믿고 있습니다. 그러나 앞에서 말한 무디의 정의는 다음과 같은 것입니다.

"임사란 죽어도 상관없는 상태에 있었던 사람, 또는 죽음에 매우 가깝게, 의사로부터 사망하였다고 선고되었거나 사망을 믿었으나 아직 살아남은 사람의 상태."

그러나 임사체험과 비슷한 상태는 자신이 죽어가고 있다고 생각해도 사실은 별로 죽음에 가까워졌다고는 할 수 없는 사람에게도 생겨날 수 있습니다. 또한 죽어가고 있는 사람과 '자신은 죽을 것 같다'고 생각한 사람의 임사체험에는 거의 차이가 없다고도 말해 왔습니다. 이러한 체험은 마취나 LSD 등의 약작용에서도 볼 수 있는데 이것에 대해서는 나중에 상세하게 이야기하겠습니다.

그러면 임사체험은 죽음에 가까운 사람 중 몇 % 정도에서 볼 수 있는 것일까요?

많은 통계에서는 40~50%, 거의 40%의 중간대라고 해도 좋을 것입니다. K. 링 박사는 임사에 빠진 12명을 인터뷰했는데, 그중 48%에 임사체험이 있었다고 합니다.

이 내용을 분석해보면 몇 가지의 핵심이 되는 체험을 볼 수 있는데, 그중의 조기체험 쪽을 보다 자주 볼 수 있었다고 합니다.

그 핵심이 되는 체험이란 다음과 같습니다.

(1) 평화, 행복감, 아픔의 소실

(2) 자신이 몸에서 분리되는 이탈현상

(3) 암흑 속에 들어간다. 터널을 빠져나간다. 자신의 인생을 파노라마식으로 보나 불행한 체험이 아니고, 좋은 면을 본다.

(4) 밝고, 따뜻하고 매력적인 빛에 둘러싸인 체험

(5) 빛 쪽을 향해 들어간다. 어떤 인물, 그림자를 본다.

과거의 파노라마식 전개

이 체험의 몇 가지를 구체적인 예로서 살펴봅시다. 우선 27세의 영국 여성으로 심장이 정지한 경우입니다.

"나는 점점 볼 수도 느낄 수도 없었습니다. 길고 어두운 터널을 내려가고 있었는데 그 끝에는 굉장히 밝은 빛이 빛나고 있었습니다. 나는 터널에서 빠져나와 빛 속으로 나왔던 것입니다."

다음은 미국 아이오와대학 정신과의 러셀 노이에스 박사가 보고한 보포트 제독의 경우입니다. 제독은 1795년에 포츠머스 항에서 익사 직전에 구출되었습니다.

"나는 감각이 없었으나 마음은 죽어 있지 않았다. 마음의 활동이 지금까지보다는 더 활발했다. 생각이 다음에서 다음으로 재빨리 떠올랐다가 사라졌다. 내 가정의 일과 연관된 몇 천이라는 사건이 생각났다.

다음에 생각은 더 넓어졌다. 전번의 항해, 또 그 전번의 항해, 난파, 그리고 학교시절, 아이 때의 모험, 이처럼 과거로 소급하여 지금까지 인생의 전부가 역행적으로 나타났다.

그러나 이 생각은 단순히 사실만이 나열되는 것이 아니라, 그 주위의 광경 등이 뚜렷하게 보였다. 즉 내 인생 전부가 파노라마처럼 내 앞에 전개되었다. 그 모든 행위가 선악의 판단을 수반하여 원인과 결과로 분명했다. 실제로 이미 옛날에 잊혔던 사소한 사건이 머릿속을 채우고 또한 그러한 일이 불과 얼마 전에 일어난 것 같은 신선함을 갖고 있었다."

이 과거의 영상은 원색으로 매우 사실성을 지니고 있고, 또한 선악이 뚜렷하였다는 점은 흥미로운 일이라 생각합니다.

아마 일본에서도 과거에 임사에서 되돌아온 사람이 주위 사

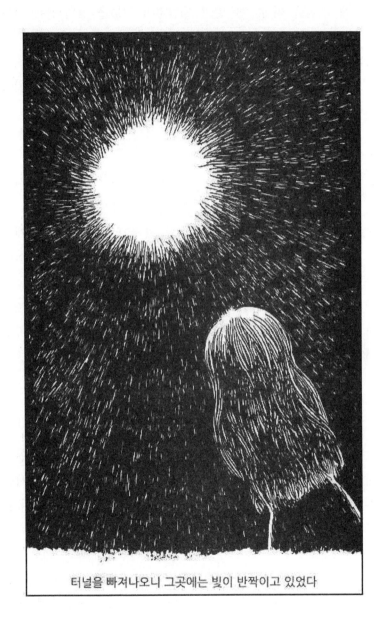

터널을 빠져나오니 그곳에는 빛이 반짝이고 있었다

람에게 체험을 이야기한 일이 틀림없이 있었을 것입니다. 과거의 출현과 각 사건의 가치판단 경험에서 이른바 염라대왕이 사람의 일생을 점검한다는 전승이 생겨났을 것입니다.

또한 이야기 속에서 죽음에 앞서 주마등같이 여러 가지 일이 생각났다는 기술이 자주 있는데, 이것도 이러한 임사체험을 들은 사람들 사이에서 퍼져나가 모든 사람에게 고정관념같이 되었다고 생각됩니다.

이러한 현상의 빈도와 관련해서는 미국 미시간대학교 정신과의 그레이슨에 의하면 45%의 사람은 누구인가 안내인 같은 사람을 만났거나 신불 같은 종교적인 존재가 생과 사의 경계에 와 있었다고 말하고 있습니다. 또한 41%는 감정적인 체험을 주로 하는 것으로 따뜻한 빛에 싸여 평화, 기쁨, 조화 등에 충만되었다는 체험입니다. 또한 16%는 사물의 이해가 매우 높아져 과거의 사건을 전부 생각해 내는 인식적 체험을 주로 하는 것입니다.

어느 의사의 체험

의사 본인이 실제로 임사를 체험한 기록이 있습니다.

1980년 5월, 『신경정신병 저널』에 「죽음의 체험현실—개인적 체험」이란 제목의 논문이 게재되었습니다. 저자는 미국 미시간주의 라파이에트 클리닉 신경과의 에론스트 로딘 박사입니다. 그는 다음과 같이 쓰고 있습니다.

"당시 나는 병원의 레지던트였는데 건강상태는 매우 좋았다. 어느 날 건강 진단으로 촬영한 나의 흉부 X선 사진에서 오른쪽 폐의 상엽에 원형의 음영이 보였다.

나는 마침 그 보고서를 볼 기회가 있었는데 거기에는 사진에 대한 기술 이외에 '암 전이성'이라는 추가 기록이 있었다. 내가 있었던 병원은 신뢰할 수 있는 병원이었으므로, 이 말은 마음에 크게 거슬렸다.

나는 내과의가 시험적으로 가슴 속을 수술해 보자는 요청에 즉각적으로 동의하였다. 이것은 음영이 결핵에 의한 것인지, 암의 전이에 의한 것인지 가슴을 수술하여 조사해 보려는 것이다.

나의 장래에 대한 태도는 다음과 같은 것이었다.

만일 이것이 결핵이라면 나의 인생에는 전혀 문제가 없다. 그러나 만일 암이라면 수술을 받지 않는 것으로 하자. 왜냐하면 나는 다음 3~6개월 동안 고통에 시달리며 아내에게나 나에게 있어서도 대단한 부담이 되는 것을 참기 어려웠기 때문이었다.

나는 수술대에 누워 주삿바늘이 팔을 찔렀을 때, 의사에게 "만일 암이라면 이대로 죽게 해 주시오."라고 소리 지른 것을 지금도 기억하고 있다.

다음에 내가 안 것은 "암이었다. 자신은 죽었다. 이젠 자유다." 하는 기분에 싸인 한없는 환희의 감정이었다. 그 이외의 감정은 없었다. 오직 "모두가 끝났다. 굉장하다." 하는 확신뿐이었다. 이것이 죽음이고 임사는 아니라는 것은 티끌만큼도 의심하지 않았다.

다음에 정신이 든 것은 내가 살아서 침상 위에 누워 있으며 아내가 나를 바라보고 있는 모습이었다. 나는 아연했다. 그리고 "죽여줘. 죽여줘." 하고 외쳤다. 아내는 나의 말에 놀랐다. 물론 그녀는 내가 수술 중 마취 동안에 무엇을 느꼈을지는 모를 터이다.

나의 폐의 그림자는 스포츠로 부상당했을 때의 흔적이었다.

이때의 경험은 참으로 특이했다. 그것은 나의 인생에서 가장 강렬하고 지상의 행복을 주는 감각이었다. 25년 가까이 지나도 이 경험은 나의 기억에서 사라지지 않는다.

이것으로부터 나는 임사체험으로서 보고되는 것이 진실한 체험이며 사람의 생과 사에 대한 사고에 큰 영향을 미친다는 것을 믿어 의심치 않는다.”

인생관이 변한다

임사체험에는 항상 내용에 일정한 경향이 있습니다. 또한 로딘 박사처럼 진짜 임사상태가 아니라도 경험할 수 있습니다. 오직 다음에 이야기하는 것같이, 진정한 임사의 사람 쪽의 반응이 강렬한 것 같습니다.

더욱이 임사체험은 진짜로 임사가 아닐 때에는 내용이 매스컴 등에 의해 얻는 정보의 영향을 받기 쉬운 것 같습니다.

임사체험을 환각과 동일시하는 연구자도 적지 않습니다. 특히 약물에 의해 환상, 환각이 출현하고 이것이 임사체험의 보고하고 매우 비슷한 경우가 있기 때문입니다. 그러나 진정한 임사체험의 경우에는 이러한 경험을 한 후 인생관이 크게 변하는 일이 있는데, 약물로서는 그러한 상태에 도달하는 일이 없다는 데에 근본적인 차이가 있는 것 같습니다.

다른 경우로는 뇌의 신경세포의 이상 흥분, 가령 간질 발작 등에서도 환상이 보이지만 이 경우는 간질 발작의 원인이 되는 뇌의 일부를 제거하여 간질 발작이 생기지 않도록 해도 인생관의 근본적 변화는 지속하는 것 같습니다.

이어서 약물에 의한 환각과 임사체험의 유사점을 좀 더 상세하게 알아보기로 합시다.

3. 환각과 환상

LSD의 발견

중세에 이르러 러시아나 스페인의 농민 사이에 기묘한 병이 유행하였습니다. 임부가 유산하거나 남성인 경우에는 몸이 경련하기도 하였습니다. 또한 수족이 아프고 숯같이 검게 되고 얼마 있다가 손끝이 탈락하기도 합니다. 당시 이것은 천벌이라 하여 매우 두려워했습니다.

곧 병의 원인이 호밀에 생기는 균이란 것을 밝혀내어 그 균체 성분의 분석이 주로 스위스에서 진행되고, 특히 제약회사를 중심으로 순화가 시도되었습니다.

1943년에 이 물질을 연구하고 있던 스위스 산도사의 연구원 호프만이 잘못하여 그것을 들이마셨는데 이상한 현상이 나타났습니다. 모든 것이 흔들려 보이고 꿈속에 있는 것 같으며 집으로 돌아간 후에도 환상은 계속되고 강한 색의 파도같이 자신을 향해 밀어 닥치고 있었다는 것입니다.

그 물질이 리제르긴산 디에틸아미드(Lysergic Acid Diethylamide), 즉 LSD였던 것입니다.

〈그림 1-1〉에서 보듯이 LSD는 세로토닌(5HT)과 비슷합니다. 나중에 LSD는 세로토닌의 수용체(그것을 세포 내에 받아들이는

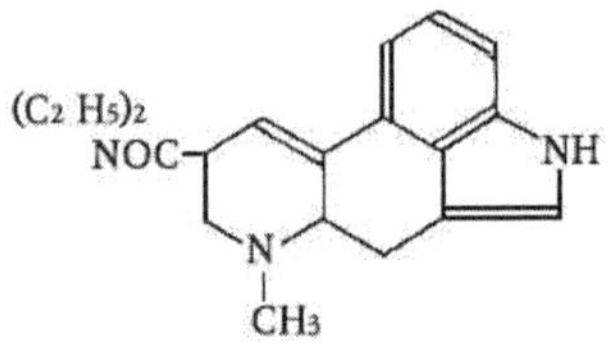

LSD-25
(리제르긴산 디에틸아미드)

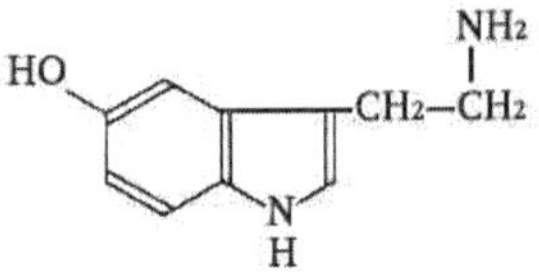

세로토닌

〈그림 1-1〉 LSD 와세로토닌

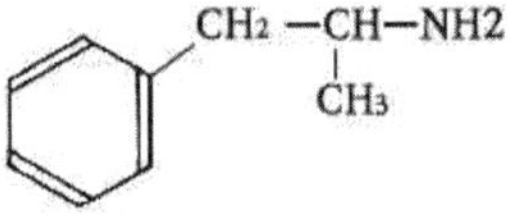

암페타민

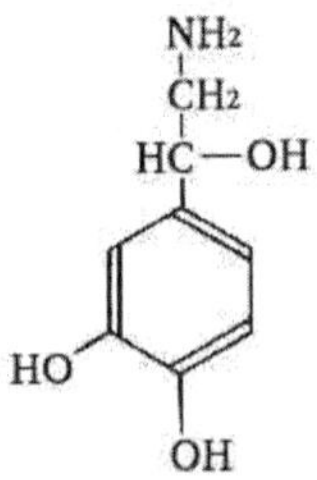

노르아드레날린

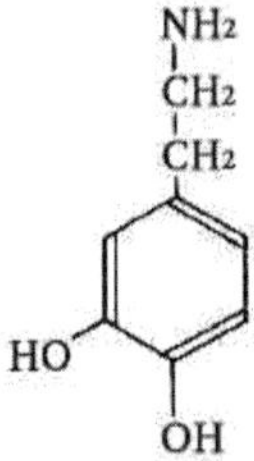

도파민

〈그림 1-2〉 암페타민, 노르아드레날린, 도파민

장치)에 작용한다는 것이 알려졌습니다.

그러는 동안에 어떤 종류의 버섯을 먹은 사람이 환각을 호소한다는 것이 알려지고 그 환각을 일으키는 물질이 프시로신이라는 것이 알려졌습니다. 또한 전후에 히로뽕이란 이름으로 사용되었던 각성제는 암페타민이란 물질이며, 이것은 뇌 속에서 노르아드레날린이나 도파민의 분비를 촉진합니다(그림 1-2).

이 중에서 임사체험에 유사한 상황을 이루기 쉬운 것은 LSD이므로 우선 세로토닌과 그 수용체의 이야기부터 시작하기로 합시다.

환각의 메커니즘

세로토닌은 아미노산의 일종인 트립토판에서 만들어집니다. 세로토닌은 뇌 속의 여러 부위에 다량으로 분포하고 있습니다.

뇌간의 봉선핵에 있는 신경세포가 그 발(돌기)을 뇌 속의 여러 군데로 뻗어, 특히 정보의 중심인 변연계(해마, 편도핵 등)나, 의욕이나 정동의 통합을 하는 전두엽에 보내고 있는데, 그때 신경의 흥분을 다음 세포에 전달하는 데 신경전달물질로서 세로토닌을 사용합니다. 이런 상태를 나타낸 것이 〈그림 1-3〉입니다.

세로토닌은 다음 세포의 수용체($5HT_2$수용체)에 결합하여 이 세포를 흥분시키지만 LSD 등은 이 $5HT_2$수용체와 결합하므로 언제나 다음 세포가 자극되어 있는 상태가 되는 셈입니다.

다음 세포라는 것이 정동의 중심인 변연계의 신경세포이거나 정보를 통합하여 의사결정을 하기도 하는 전두엽의 신경세포이기도 하므로 환각이 생기는 것도 당연한 것입니다.

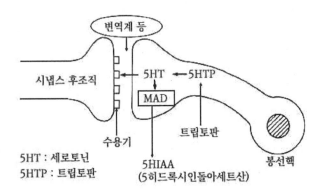

〈그림 1-3〉 세로토닌성 신경전달의 모형

또 한 가지, 임사체험에 관련하여 주목받고 있는 것이 글루탐산의 수용체입니다. 글루탐산의 수용체에는 3종류가 있다고 알려져 있으며 그중에서 NMDA수용체라는 것이 가장 주목받고 있습니다.

NMDA란 N메틸 D아스파라긴산의 약어로(그림 1-4), 이것과 반응하는 수용체라는 의미에서 NMDA수용체라고 부릅니다.

글루탐산의 수용체는 기억중추의 하나인 해마에도 있어 기억과 관련해서 중요하지만 다른 많은 부분에서는 뇌의 흥분에 관계하고 있습니다.

문제는 NMDA수용체가 과잉 자극되면 뇌세포가 장해를 받는다는 점입니다. 이것은 간질이나 헌팅턴 무도병에 관계된다고도 하며, 특히 심장이 정지하여 뇌에 대한 혈류가 차단되면 신경세포에 이상한 장해를 미친다는 것입니다. 이것이 임사체험과 관련되고 있다는 점입니다.

마취약인 게타민은 행복감, 시간관념의 상실, 신체의 이탈현

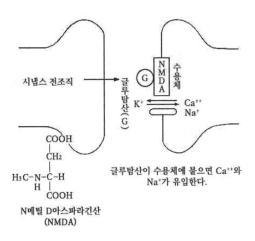

시냅스 전조직 → 글루탐산(G) K⁺ NMDA 수용체 Ca⁺⁺ Na⁺

COOH
|
CH₂
|
H₃C-N-C-H
H |
COOH
N메틸 D아스파라긴산
(NMDA)

글루탐산이 수용체에 붙으면 Ca⁺⁺와 Na⁺가 유입한다.

〈그림 1-4〉 NMDA수용체와 글루탐산

상, 터널현상, 빛이 있는 장소로 나가는 경험 등 임사체험의 대부분을 출현시킵니다. 또한 본인에게 있어서 이 체험은 대단히 현실감을 띠고 있다는 것입니다.

게타민은 NMDA수용체와 결합하는 것입니다. 그 역할은 NMDA수용체의 이상한 흥분을 막고, 신경세포가 이상해지는 것을 방지하는 것으로 알려져 있습니다.

그러므로 마취약이 아니고 생체 내에서도 NMDA수용체와 결합하여 이상 흥분을 방지하는 것이 있지 않은가 여겨집니다.

그 하나로서 뇌의 혈류저하일 때에 방출되는 α사이코엔도신이란 것이 있습니다. 이것은 NMDA수용체와 결합하여 뇌의 혈류저하시의 뇌세포의 이상 흥분을 막고 있는 것입니다.

그러나 게타민과 마찬가지로 이 물질도 환각을 일으킵니다.

또한 NMDA수용체가 해마에서 기억과 관계되고 있는 것도 임사 때의 파노라마식 회상과 관계가 있다고 주장하는 사람도 있습니다.

임사와 약물에 의한 환각의 차이

그러면 약물에 의한 환각과 임사체험은 어느 정도 비슷할까요? 캘리포니아의 신경과의 로널드 시겔 박사가 1980년 『아메리칸 사이컬러지스트』에서 이것을 비교하고 있습니다. 우선 터널현상입니다.

〈임사체험〉

(1) "나는 방이 어두워진 것을 느꼈다. 내 주변의 세계는 오렌지색을 띤 붉은 반사광으로 빛나는 벽에 둘러싸인 터널 같았다."

(2) "나는 유원지의 롤러코스터를 타고 놀라운 속도로 터널을 통과하고 있는 것같이 느꼈다."

(3) "나는 나선상의 터널 속에 있었다."

〈약물의 환각〉

(1) "나는 기차터널 같은 것을 통과하고 있었다. 거기에는 여러 가지 빛이나 색이 있었다."

(2) "그것은 튜브 같았다. 그리고 그 밑에서 위를 쳐다보고 있었다."

(3) "나는 터널을 통해 공간으로 나왔다."

다음은 인물이나 거리의 광경에 관한 것입니다.

〈임사체험〉

(1) "밝은 색이 보였다. 이 세상의 것이 아닌 색이었다. 도저히 설명할 수 없을 정도다. 그리고 빛으로 이루어진 거리, 빛으

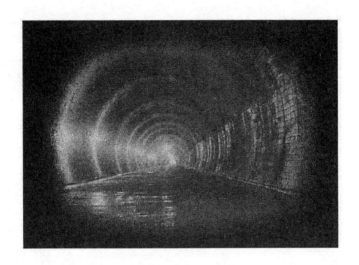

"나의 주변은 빛나는 벽으로 둘러싸인 터널 같았다"

로 이루어진 여러 가지 건물을 보았다."

(2) "나는 죽었다고 생각한 순간, 대단히 밝은 곳을 향해 대단한 속도로 움직이기 시작했다."

〈약물의 환각〉

(1) "나의 주변에는 높은 건물이 있었다. 건물 같기도 하고 다른 것 같기도 했다. 모두 색이 있었다."

(2) "마치 박람회에서 본 것 같은 미래도시를 보았다. 그것은 지금까지 알고 있는 것과는 전혀 다른 구조였다."

(3) "나는 태양과 점점 가까워져 가는 느낌이었다. 매우 하얗다. 멀리에 격자 같은 것이 있었다."

38

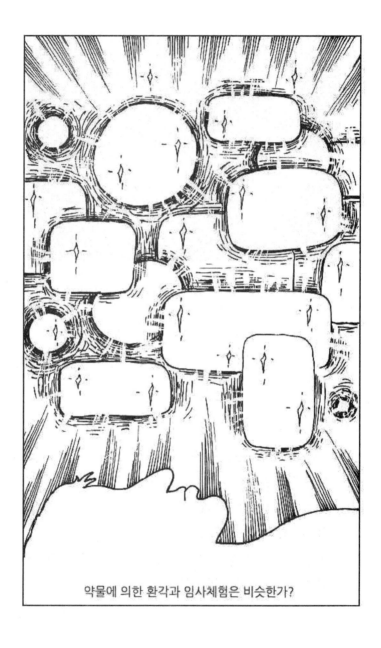

약물에 의한 환각과 임사체험은 비슷한가?

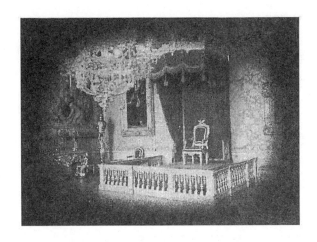

"나는 큰 밝은 방에서…… 옥좌 앞에 있었다"

다음은 회상입니다.

(1) "(회상은) 나의 눈앞에 영화처럼 매우 빨리 영사되었다. 그러나 나는 그것을 확실하게 볼 수 있었고 이해할 수도 있었다."

(2) "내가 본 것은 슬라이드 같았다. 누군가가 내 앞에서 슬라이드를 빨리 보이고 있는 것 같았다."

〈약물에 의한 환각〉

(1) "모든 것은 영화나 TV 화면같이 빨리 변화하였다. 그 영상을 나는 눈앞에서 보고 있었다."

(2) "사무실에 있는 사람들이 슬라이드같이 내 앞에 나타났다."

다음은 광경의 현실감입니다.

〈임사체험〉

"나는 들에 내려섰다. 거기에는 말, 소, 사자, 기타 여러 가지 종류의 야생동물이나 가축이 있었다. 내가 이 동물들을 보고 있을 때, 의사가 나를 끌어들였다."

〈약물에 의한 환각〉

"내 마음은 몸을 떠나, 제2의 상태라는 것에 들어가 있었다. 나는 큰 밝은 방에서 붉은 벨벳에 싸인 옥좌 앞에 있었다. 나에게는 다른 것은 보이지 않았다. 그러나 보다 고도의 지성이 나의 마음에서 지금까지의 경험 등을 끌어내고 있는 것을 느꼈다.

나는 내 몸으로 되돌려 달라고 부탁하였다. 그것은 무서운 경험이었다. 최후에는 무엇이 무엇인지 모르고 회복실에 있었다. 이것이 나의 게타민 체험이었다."

정신구조의 변화에 지속성이 있는가

이런 것은 모두가 약물에 의한 환각이 임사체험의 일부를 설명할 수 있다는 예입니다.

그러나 앞에서 말했듯이 LSD 등 약물에 의한 체험은 마치 알코올을 마시고 마음이 대담해지는 것 같은 것으로 그 사람의 인생관을 근저에서 변하게 하는 것 같지는 않습니다.

환각설을 주장하는 사람들은 불교의 깨달음도 뇌의 산소 부족으로 부처님을 보거나 빛나고 반짝이는 것을 보기도 한다는 사람도 있습니다. 즉 선에서 말하는 '활연(豁然)한 대오(大悟)'란 체험도 피로에 지친 결과의 이상심리로서 설명하는 사람들도 있습니다.

특히 깨달음의 경우에는 지금까지 역사상의 선배들, 나아가 석가가 말한 것이 의심 없이 받아들여지고 있는지, 그때의 깨달음의 내용에 보편성이 있는지의 여부가 문제가 되고, 깨달은 사람끼리의 사이에 공통의 이해가 얻어지는 일이 있는 것 같습니다.

임사체험도 뇌의 반응이므로 그 기초에는 신경세포의 반응성 변화가 있는 것은 당연할 것입니다. 따라서 여러 가지 약물에 의해 초래되는 환각과 비슷한 점도 있다고 생각합니다.

또한 임사체험에는 전적으로 환각에 불과한 것이 있는 것도 사실일 것입니다. 그러나 임사체험에는 정신구조 변화의 지속성이란 특징을 갖는 경우가 많이 있습니다.

이것은 임사체험에는 해탈의 정신상태에 가까운 것이 있을 수 있지 않은가—하는 이 책의 주제를 지지하는 것이라고 생각합니다.

2장
문화 환경과 임사체험

1. 뇌에 환각을 일으킨다

뇌기능은 편재하는가

뇌는 무엇인가를 생각하거나 기억할 때, 뇌 전체로서 작용하는 것일까 아니면 뇌의 각 부분이 역할을 분담하고 있을 것일까요. 후자의, 즉 뇌의 각부가 각각의 역할을 다하고 있다는 사고를 편재론이라고 합니다.

1967년, 오스트리아의 해부학자 프란츠 조셉 갈은 두개골의 외형으로 그 사람의 정신능력, 성격 등을 알 수 있다는 생각을 비엔나에서 발표하였습니다.

그런데 당시 오스트리아 황제는 갈의 생각을 종교나 도덕을 혼란하게 하는 것으로 여겨, 1801년에 갈에 대해 강연 금지령을 내렸습니다. 그 후 갈은 파리로 옮겨 자신의 연구를 계속하였습니다(이후 프랑스로 귀화).

그는 여러 가지 정신기능, 이를테면 이성, 정의, 본능 등이 대뇌 표면의 특정한 장소에 편재한다고 생각하고 또한 이러한 부위의 발육 정도가 두개골의 발육에도 영향을 미친다고 생각하였습니다. 그 결과 각각의 기능에 대응하는 부분의 두개골은 융기하거나 함몰하기도 하여 그 변화는 외부에서 볼 수 있다고 생각하였습니다. 그것을 증명하기 위하여 그는 저명인의 두개골이나 초상화를 조사하였습니다.

갈은 단순히 이성이나 본능, 언어능력(언어중추)을 뇌의 각 부분에 할당하였을 뿐만 아니라 사교성, 절도의식, 종교심, 인격의식 등도 편재화한다고 하였으나, 이것은 잘못이었습니다.

뇌기능이 편재하는 최초의 증거는 프랑스의 정신과의 폴 브

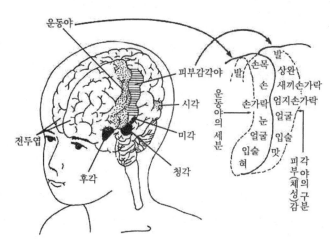

운동야와 피부감각야를 오른쪽에 더욱 세분하였다
〈그림 2-1〉 뇌의 기능과 편재

로카에 의해 제시되었습니다.

이 운동성 언어중추, 또한 사람의 말을 이해하는 중추인 감각성 언어중추에 대해서는 전저 『'병은 마음에서'의 과학』(PART 1, PART 2), 『죽음을 초월하는 마음의 과학』에서 상세하게 설명하였으므로 여기에서는 되풀이하지 않겠습니다.

이처럼 뇌의 여러 부분이 각각의 기능을 갖고 있다는 것이 점차로 알려졌습니다만, 이것에 대해 더욱 상세하게 조사한 것이 캐나다의 뇌외과의 윌더 펜필드입니다.

펜필드는 간질환자의 두개를 열어 뇌 수술을 하고 있었는데 그때, 뇌에 전기자극을 가하여도 환자는 아픔을 느끼지 않는다는 사실을 알았습니다.

그러므로 국소마취를 하고 두개를 열어 뇌의 여러 군데를 자극하여 본인이 어떻게 느끼는가를 들으면서 뇌에서의 역할의 편재를 조사하려 하였습니다.

그 결과 두정엽, 즉 뇌 중앙의 위쪽을 자극하면 발에 통증 같은 감이 생기거나 그 조금 앞을 자극하면 손이 움찔 움직이기도 하였습니다. 그리고 감각도, 운동도 머리끝에서 발끝으로 순서 있게 배열되어 있다는 것을 알았습니다.

또한 머리 뒤쪽(후두엽)을 자극하면 일순간 눈앞에서 빛이 지나가는 것 같은 감을 받습니다. 그리고 머리 옆쪽(측두부)을 자극하면 음악이 들리기도 합니다. 그러므로 이 펜필드의 연구 등으로 뇌기능의 편재에 대해서는 〈그림 2-1〉과 같은 지도가 만들어졌습니다.

측두엽 자극의 특이성

이처럼 뇌 각 부분이 개개의 기능을 갖고 있다는 것은 알았으나, 그중에서 측두엽만은 특이했습니다. 왜냐하면 측두엽의 자극은 단순히 무엇인가가 빛난다거나 손이 움찔거린다는 것이 아니었기 때문입니다.

측두엽을 자극하면 과거의 기억이 참으로 뚜렷하게 출현하였습니다. 그것은 단지 사건 그 자체만이 아니라 그때의 풍경, 소리, 보였던 것, 나아가서는 몸의 느낌(덥다든가 춥다든가)까지도 여러 가지로 재현되었던 것입니다.

이 재현에서 흥미로운 것은 과거는 반드시 시간의 흐름에 따라 재현된다는 것입니다. 즉 영화 필름을 역회전시키는 것같이 원래로 되돌아가는 일은 절대 없었다는 것입니다.

다음에 주목할 점은 기억하고 있지 않았던 것 같은 일도 생각해 낼 수 있다는 것입니다.

또한 측두엽을 전기자극했을 때에 재현되는 기억은 자극을 중단하면 중단되나, 이때 본인은 그 후에 무엇이 생겼는지는 생각해 낼 수 없으며, 또한 기억이 시작된 시점보다 먼저의 것도 생각해 낼 수 없다는 것입니다.

D. F. 씨는 우측두엽의 표면을 자극받았을 때 오케스트라의 음악을 들었습니다. 이 장소를 몇 번 자극하여도 들리는 것은 같은 음악의 같은 부분뿐이었습니다. 그런데 이 음악은 그녀가 잘 알고 있는 곡이 아니었습니다. 그녀는 이 곡은 전에 들은 적이 있기는 있으나 그것이 언제였는지는 기억하고 있지 않다고 말했습니다.

L. G. 씨는 우측두엽을 자극받았을 때 사람이 싸우고 있는 것을 보았습니다. 그런데 다음에 같은 데를 자극하면 사람이 개와 함께 길을 산책하고 있는 정경이 떠올랐습니다.

간질 발작에 수반하는 현상

이처럼 뇌의 어느 부분을 자극하면 이미지가 떠오른다는 것은 알았으나 뇌와 환상의 관계를 더욱 확실하게 하기 위해서는 간질의 경우를 드는 것이 알기 쉽다고 생각합니다.

이것은 펜필드에 의하면 진술적 경련으로 분류되어 있는데, 현재 체험하고 있는 것이 이상하게 느껴지는 것을 가리키고 있습니다.

하나는 기시(既視)라고 불리는 것으로 처음인 장소에 와도 한번 본 일이 있는 것같이 느껴지는 감각입니다. 또 하나는 역으로 언제나 보고 있는 것이 전혀 다른 장소, 다른 것으로 느껴지는 감각입니다. 여기에는 공포감 등이 수반하기도 합니다.

V. F. 씨는 33세의 남성입니다. 그는 간질 발작 시 자신이 빙빙 돌고 있는 것처럼 느껴지고 또한 현재 일어나고 있는 일이 지금까지도 일어난 일같이 느껴지고 더욱이 자신의 몸에서 자신이 빠져나가는 것 같은 감이 생겨 공포감에 사로잡혔습니다.

말하는 걸 잊었습니다만, 다음의 현상도 측두엽 자극으로 출현하는 것입니다. 그것은 자동성이라고 부르고 있으며 발작 후에 볼 수 있는 망각으로 일종의 몽유병상태라고도 말할 수 있는 것입니다.

단지 이것은 본인이 무의식상태라는 것은 아닙니다. 이를테면 발작 후 그는 먼 길을 걸어 집으로 갈 수 있기도 하며, 또한 말하고 있는 동안에 발작이 생겼을 때에는 발작 후에도 나머지 말을 계속할 수 있습니다.

그러나 본인은 이것을 전혀 기억하고 있지 않는 것입니다.

쇼우주와 하쿠인의 깨달음

이처럼 뇌의 전기자극이나 간질 발작은 환각, 환상을 일으키지만 이것은 임사체험이나 선의 깨달음에서 볼 수 있는 종교적 회심(回心)을 일으키는 일이 있을까요?

이러한 문제를 논하는 데 있어 첫째로 주의할 점은 분석하는 과학자가 종교적인 점을 강조하려는 것인지 아니면 뇌의 이상을 그대로 주안으로 하고 싶은가 하는 점입니다.

종교적 체험을 인정하지 않는 물질주의 입장의 사람들은 깨달음이나 회심과 같은 체험은 이상심리이며 때로는 뇌가 느끼지 않는 것 같은 이상이 있는 것은 아닐까 하는 입장을 취합니다. 우선 일본의 예를 들어 봅시다.

하쿠인 선사의 스승인 쇼우주 노인 에단은 신슈 이야마 후작의 자녀로서 이야마성 속에서 성인이 되었습니다. 13세일 때 어느 고승이 초대되어 성내에서 잠시 체재한 일이 있습니다.

그때 성내의 사람들은 모두 그 고승에게로 가서 수호신으로 믿는 불상을 받았는데, 쇼우주도 이것을 받으려고 부탁하니 "자네는 가슴속에 관음님이 계시니 필요 없다."라는 말을 들었습니다. 쇼우주는 어린 마음에 그 말이 이상해서 견딜 수가 없었습니다. 그리고 자신의 가슴속 어디에 그런 관음님이 있는지 그것만을 생각하였습니다.

그 이후 때로는 멍청하게 생각에 잠기거나 어떤 때는 얼빠진 행동을 하기도 하므로 여러 사람들로부터 바보로 여겨지거나 미친 것이 아닌가 의심받기도 하였습니다.

그가 16세일 때, 성에서 연회가 있어 아이들은 밥상을 나르기도 하면서 심부름을 하고 있었습니다. 쇼우주가 상을 들고 높은 사다리를 오르고 있을 때, 갑자기 무엇이 무엇인지 아무것도 모르게 되었습니다. 상을 든 채로 계단에서 굴러떨어져 인사불성이 되었습니다.

그리고 여러 사람에게 간호 받아 문득 정신을 차리니 세상이 완전히 변해 버렸으므로 견딜 수 없이 기뻐서 자신도 모르게 큰소리로 웃고 말았습니다.

이것이 깨달음이 아닌가 여겨 근방의 스님에게 여쭈어보았으나 모릅니다.

이런 책이 있으니 읽어보라면서 건네준 것이 달마 대사의 『소실 육문집(少室六門集)』이란 책이었습니다. 쇼우주가 펼쳐보

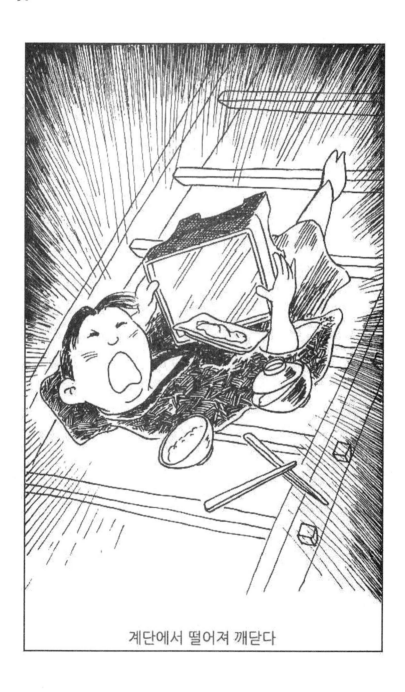

계단에서 떨어져 깨닫다

니, 자신의 마음과 일치하는 내용이 가득 적혀 있었습니다.

한편, 쇼우주의 제자 하쿠인도 열심히 공안(公案 : 선종에서 깨달음의 경지를 시험하는 문제)을 생각하면서 탁발(托鉢)을 하고 있었습니다. 그런데 어느 집 문 앞에서 자신을 잃고 무아의 상태에 들어갔습니다. 그 집의 할머니는 "다른 데로 가라."라고 고함을 쳤는데도 하쿠인이 계속 서 있으므로 갖고 있던 빗자루로 하쿠인을 때렸습니다.

하쿠인은 정신을 잃고 넘어졌으나 정신을 차리니 모든 세상이 변해 있고 공안을 알게 되었습니다. 기뻐서 견딜 수가 없어 손뼉을 치면서 크게 웃었으므로 할머니는 하쿠인이 미친 줄로 생각하였던 모양입니다.

하쿠인은 곧바로 스승인 쇼우주에게로 가서 심경을 이야기하였더니 쇼우주는 그것은 옛날부터 지금까지 많은 사람들의 깨달음의 경지와 같다고 하여 하쿠인의 깨달음을 증명하였습니다.

바울의 회심

필자는 쇼우주, 하쿠인의 경우도 세계가 변했을 때의 심경에 보편성이 있고, 옛날부터 지금까지 종교가들의 인식과 같다는 점이 중요하다고 생각합니다.

그리스도교의 회심을 뇌의 이상으로 연결 지어 해석하는 사람이 있는 것은 그 회심의 내용이 "마음으로부터 그리스도라는 신의 존재를 확신한다."는 것이 주이고(물론 이것이 가장 중요할 것이지만), 우주관, 생명의 본질, 원인 결과의 연결되는 방법 등에 관한 이해(깨달음)와 옛날부터 지금까지 그리스도교도와 같은지의 여부, 또한 그 내용이 어떤 것인가를 점검하는 방법이 없다는 데에도 원인이 있다고 생각합니다.

그리스도교의 역사에서 옛날부터 가장 논의의 대상이 되고 있는 것은 바울의 회심입니다. 바울은 회심하기까지 크리스천을 박해하고 있었습니다. 그러나 다마스커스로 가는 도중, 그는 노상에 쓰러져 빛을 보고 한순간에 정신을 잃었습니다. 얼마 있다가 정신을 차리니 그의 인생관은 크게 변하였고 완전한 그리스도교 신자가 되었던 것입니다.

이 극적인 사건을 롬브로소를 비롯하여 많은 학자는 간질 발작과 연결시켰습니다. 그러나 한편, 버크너 등 다른 학자들은 이것은 간질 발작이 아니고 진정한 신비체험일 것이라고 보고 있습니다.

동양인에게는 신비적 체험이나 깨달음으로서 비교적 쉽게 받아들일 수 있는 일도, 철저하게 뇌기능의 이상으로 연결 지으려고 하는 서양식의 사고, 추구의 방법에는 정말 문화와 전통의 차이를 느끼지 않을 수가 없습니다.

2. 종교적 회심과 뇌의 이상

회심자의 정신상태

회심은 어떻게 생겨나는 것일까요?

옛날부터 그리스도교권에서는 그리스도교로의 돌연한 회심에 큰 흥미를 갖고 있었으며 많은 학자가 회심한 사람의 인격, 정신상태, 환경, 나아가서 뇌의 이상 유무에 대해서까지 검토하고 있습니다.

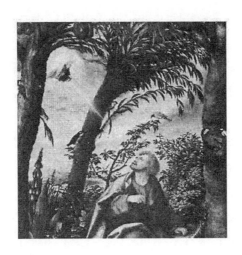

"돌연히 신을 본다"(부르크마이어 『파토모스의 성요한』)

회심이란 "돌연히 신을 본다"든가 "천국이나 지옥을 체험한다"든가 "그리스도가 자신의 마음속에 살아 있다" 등을 실감하는 체험을 말합니다.

19세기 중엽부터 프랑스를 중심으로 하는 신경학자 간에 종교적 회심이 간질 발작 다음에 볼 수 있다는 것이 보고되어 있습니다. 1872년 미국의 J. G. 호텐은 흥미로운 몇 가지 예를 보고하고 있습니다.

"환자는 자신은 천국에 있었다고 했다. 그는 분명하게 이탈현상을 체험하고 있는 듯하며, 3일간은 전적으로 무의식의 상태였다. 의식이 회복되니 그는 다음과 같이 말하였다.

'신은 신체를 회심의 수단으로서 나에게 보냈다. 나는 전적으로 새로 태어났다. 지금까지는 없었던 행복감에 싸여 있다. 나는 다시 발작을 일으키지 않는다는 것을 약속한다.'"

호덴은 다시 엥겔레히드라는 환자의 일도 보고하였습니다.

엥겔레히드는 오랫동안 울병으로 고민하고 있었으나 어느 날 자살을 시도하여 죽어가고 있었습니다. 그는 "천국과 지옥을 보았다."라고 말하고, 그 후 울병은 깨끗하게 없어지고, 강한 종교적 행복감에 충만되어 신의 모습을 보며 살았다는 것입니다.

이러한 종교적 회심 또는 깨달음에 이르는 상태에는 공통적인 것이 있습니다. 즉 강한 감정적 스트레스와 암시를 받아들이기 쉬운 상태입니다. 이 스트레스는 뇌의 활동을 억제한다고도 말하고 있습니다.

한편, 회심이 생기는 연령으로는 15세 이하가 36%, 15에서 21세 사이가 48%, 16%가 21세 이상에 생깁니다. 흔히 선의 깨달음에서는 20세 이하라는 것은 없으므로 회심과 깨달음은 약간 다른 것 같기도 합니다.

크리스텐센 박사는 많은 회심자의 정신상태, 환경을 분석하여 다음과 같은 상태를 볼 수 있다고 말합니다.

(1) 불안이나 억울상태를 만들어 내는 것 같은 의식적, 무의식적 갈등

(2) 갑자기 종교적인 모임에 나가게 된다.

(3) 타인과 만나는 것을 피하고 혼자 있고 싶어한다.

(4) 굴복과 체념의 감정

(5) 돌연히 정신이 앙양하여 시각적, 청각적으로 종교적 체험(신을 보는 등)을 한다.

(6) 자신의 변혁과 그 후의 성격, 사는 방법의 변화

이것은 형식상으로는 불교에서의 깨달음의 상태하고 일치하

는 데가 많다고 생각됩니다.

간질에 의한 종교적 회심

1970년, 영국 옥스퍼드의 리틀모어병원 신경과 케네스 듀허스트 박사는 『영국정신신경과잡지』에 간질 발작에 의한 종교적 회심의 예를 들고 있습니다.

첫 번째의 환자 L. C. 씨는 1904년 런던에서 태어났습니다. 생후 3개월에 입양되었고, 13세부터 심부름꾼으로 일하기 시작하였습니다. 이후 버스 운전사, 버스 차장으로 일했습니다. 결혼생활은 행복했고 세 명의 아이가 있으며, 네 번째 아이는 입양했습니다.

성격은 조용하고 수줍음을 탔습니다. 교회에 잘 나가고 신앙심이 강하다고 생각하고 있었으며, 아이들도 교회와 주일학교에 보내고 있었습니다.

최초의 발작은 1941년, 해외로 파병되기 위해 백신 접종 후에 일어났습니다. 큰 발작은 3일에 한 번, 밤 2시부터 4시 사이에 2분 정도 생겼으나, 횟수는 점점 줄어들었습니다.

발작하는 동안 얼굴은 창백해지고 혀를 깨물고 때로는 대소변도 가리지 못했습니다. 그러나 성격의 변화는 없었습니다.

1955년, 50세일 때 종교적 계시를 받았으나 그 후는 큰 발작은 없고 1주일이나 1개월에 1회 정도의 소발작이 있을 뿐이었습니다. 그때는 표정이 없고 멍청하게 전방을 바라보고 있었습니다. 이런 상태가 3분 정도 계속된 후 10분 정도 잠이 들었습니다. 그리고 눈을 떴을 때도 멍청하게 있었습니다. 또한 몽유증상태가 있었습니다. 대체로 밤중에 일어나고, 일어나면 계

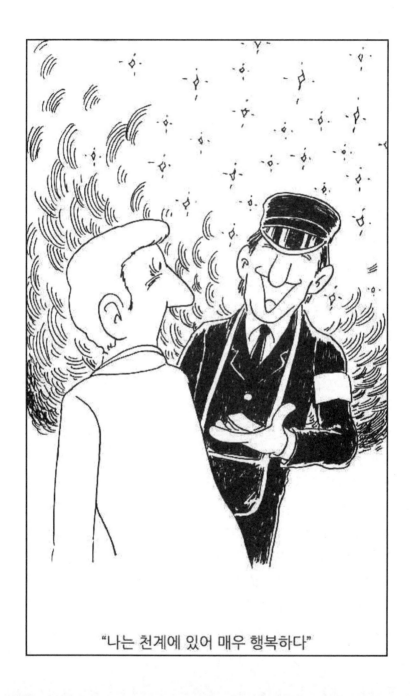

"나는 천계에 있어 매우 행복하다"

단을 내려와 그 부근을 걸어 다녔습니다. 그때는 무엇을 들어도 답할 수 없었으며 아침에는 그 일을 기억하지 못했습니다.

1952년, 버스 운전 중에 몽유상태가 되어 노선을 이탈하여 다른 길을 우회하여 원래의 길로 돌아갔습니다. 20분 정도였지만 그 일을 전혀 기억하지 못했습니다. 이후 운전사에서 차장으로 업무가 변경되었습니다.

1955년 그는 극도의 우울상태에 빠졌습니다. 그러던 어느 날, 차장으로서 차표를 인수받는 동안에 급격히 지상의 행복감에 빠졌습니다. 그리고 차표를 인수받으면서 승객을 향해 자신은 천국에 있어 매우 행복하다고 했습니다.

다시 회심하여 무신론자

그날, 그는 집에 가서도 아내를 이해할 수 없을 정도였습니다. 그리고 아내에게 종교적 체험에 대한 앞뒤가 맞지 않는 이야기를 하였습니다.

후에 그는 의사에게 머릿속에서 폭발한 것 같은 기분이었다고 이야기하고 있습니다.

성프란시스병원에 가도 언제나 솟아오르는 기쁨으로 혼자 웃고 있었습니다. 그는 "나는 신을 보았다. 나의 아내나 아이들도 하늘나라에 살게 될 것이다."라고 말했습니다. 기분은 언제나 조증이었고, 언제나 음악이나 소리가 들렸다고 말하고 있습니다. 그는 이러한 앙양된 상태로 2일간 있었는데 그동안, 언제나 천사의 소리를 듣고 있었던 것 같습니다.

이후의 2년간 그의 성격에 변화는 보이지 않았습니다. 또한 사고에도 이상한 데는 없고 종교심도 강하게 갖고 있었습니다.

1958년 9월, 3회의 소발작이 있었던 때도 앙양한 기분이 되었습니다. 그러나 그는 이 이후, 신앙을 잃고 만 것입니다. 그는 다음과 같이 말하고 있습니다.

"나는 지금까지 천국이나 지옥을 믿고 있었으나 이번의 경험이 있고부터는 믿지 않았다. 나는 그리스도의 신성도 믿지 않았다. 왜냐하면 나에게는 아버지도 어머니도 있으므로 내가 신의 아들이라고는 믿을 수 없다."

이 전향도 기분의 앙양과 행복감이 수반되어 있었습니다. 그는 이 체험도 일종의 계시라고 생각하고 있습니다.

뇌의 소견으로는 왼쪽 측두엽에 이상방전이 보였으나 오른쪽에도 약간의 이상이 있었습니다. 그러므로 1959년 3월, 오른쪽의 측두엽 제거 수술을 하였습니다. 그 후, 발작은 없었습니다. 현재 그는 두 번째의 체험 쪽을 믿고 무신론이 되었습니다.

헌신적 종교활동가로

다음 J. P. 씨는 4세 때 간질의 대발작을 경험하고 있습니다. 그의 회심은 성에바병원에서 생겼습니다. 그는 비행기를 타고 프랑스의 높은 산으로 이끌려 가는 것 같은 마음이 생겼습니다. 비행기가 도달한 곳은 평소와는 전혀 다른 평화로운 땅이었다는 것입니다.

그는 걱정도 부담도 전혀 느끼지 않았습니다. 신의 힘이 자신에게 작용하여 자신을 좋은 쪽으로 변화시켰다고 말합니다. 그에게 그것이 회심의 경험인지 아닌지 물으면 "오히려 '마음의 변화'라는 쪽이 적당할 것입니다."라고 대답했습니다.

그는 그리스도의 가르침에 따르려고 강렬하게 생각했습니다.

그리고 병원을 나오자 바로 빌리 그래함 목사를 찾아 자신의 마음을 신에게 바치겠다고 맹세하였습니다.

1년 후, 그는 꿈에서 그리스도가 십자가에 못 박히는 광경을 확실히 보았습니다. 그 후 2개월 정도 그는 낮에도 천사가 하프를 치고 있는 모습이나, 기도하거나 예배하고 있는 것을 확실하게 보는 것 같은 환각에 사로잡혔습니다.

그 당시 그에게 여자친구가 있었으나 그녀는 극히 평범한 그리스도교 신자이며, 그의 기분을 보다 편안하게 하려고 노력하였습니다. 그 결과, 그는 이전처럼 광신적이지는 않았습니다. 그러나 그녀에게 자신은 타인의 마음속을 꿰뚫어 볼 수 있다고 말하고 있었습니다.

뇌파 등의 검사에서 오른쪽 측두엽의 전중앙부에 종양이 있다는 것이 밝혀졌습니다. 그 후, 그의 발작은 적어지고 1주일에 1, 2회의 비율로 수초 동안, 의식을 잃는 것 같은 상태가 계속되고 있습니다.

그러나 그의 종교에 대한 마음가짐은 조금도 변하지 않고, 무엇을 말해도 바로 종교 이야기가 되고 맙니다. 그리고 입버릇처럼 사람은 모두 예수 그리스도를 믿지 않으면 안 된다고 말하고 있습니다.

이상 이외에도 흥미 깊은 예가 많이 열거되어 있는데 요약하면 다음과 같습니다.

(1) 간질 발작이 이미 있었던 사람이다.

(2) 몇 번째인가의 발작 때, 돌연히 지상의 행복감과 조증의 기분에 싸여 있다.

(3) 그때 신의 나라, 천국, 천사, 신의 모습 등을 분명하게 현실감

을 띠고 본다.

(4) 그리스도에 대한 회심을 한다. 때로는 첫 번째 예의 경우같이, 자기 자신의 종교관을 갖게 된다.

(5) 헌신적으로 종교활동을 하는 일이 많다.

(6) 측두엽에 간질의 발생원이 있다.

(7) 수술로 이 원천을 제거하여 간질이 일어나지 않아도 신앙은 희박해지지 않는 일이 많다.

(8) 때로는 간질이 반복되기 때문에 뇌의 활동에 장해를 일으켜, 말하는 것이 별로 뚜렷하지 않을 때도 있다. 물론 일반인과 다르지 않을 정도로 언동이 정상인 사람도 있다.

이상이 측두엽 간질 발작에 따른 종교적 회심의 요약입니다.

나아가서 서양에서도 과거의 그리스도교 성자의 전기 등을 조사하여 많은 종교적 회심을 간질 발작, 히스테리, 극도의 우울상태에 의한 자살 미수의 결과에 결부시키려고 하는 연구도 많이 있습니다.

이것이 불교 등에서 말하는 깨달음이나 마경과 같은 것인지 어떤지는 나중에 논하기로 하고, 뇌의 이상 흥분에서 행복에 이르는 감정이 출현하는 것은 진실인 것 같습니다.

3. 임사체험, 나라마다 다르다

임사체험의 문화적 영향

그리스도교 회심의 예에서 볼 수 있듯이 임사체험 중에는 문

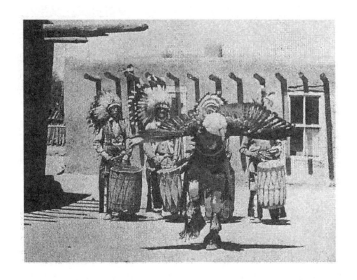

미국 인디언의 독수리 춤
그들은 임사체험에서 독수리를 보는 일이 많다고 한다

화적 영향을 강하게 받는 것이 있습니다.

　일본에서는 가령 저승으로 가는 중간에 있는 내를 보거나, 관세음보살이 장엄한 모습으로 서 있는 것을 보거나 하는 한편, 서양에서는 천국, 신, 그리스도 등을 봅니다.

　그러므로 우선 문화의 차이에 의한 임사체험의 차이를 알아보기로 합시다.

　1978년 미국 컬럼비아대학 정신과 호크 박사는 과거의 문헌, 실제의 인터뷰 등을 통해 여러 가지 문화권에서의 임사체험을 조사하였습니다.

　조사 범위는 남미의 볼리비아, 아르헨티나, 북미의 인디언, 불교 이외에 이슬람권, 시베리아, 핀란드 등에 이르렀습니다.

우선 아메리카 인디언과 인도인을 비교하면 그 모두가 무엇인가 생물이나 인물이나 물체를 보는데 아메리카 인디언의 경우, 눈에 보이는 것은 주로 뱀, 독수리, 활, 화살 등입니다. 한편, 인도인의 경우는 힌두교의 사자의 왕인 야무라디를 만난다는 사람이 많았습니다.

또한 이민 등으로 2개의 문화권에서 자란 사람으로, 특히 모국을 일찍 떠난 경우, 두 번째에 마주친 문화, 가령 그리스도교에 관한 광경이 임사체험에 출현한다고 합니다.

인도인과 미국인을 비교하면 더욱 흥미로운 결과를 얻을 수 있습니다.

오시스 박사와 하랄드슨 박사는 『죽음의 때』라는 책에서 임사에 빠져든 442명의 미국인과 435명의 인도인에 관해서 그들이 주치의나 간호원에게 전한 자신의 임사체험 이야기의 내용을 조사하였습니다. 그중에서 그들이 죽음의 자리에서 본 망령에 관한 것을 집계하면 다음과 같았습니다.

우선 출현한 망령 중, 91%는 본인하고 어떤 관계가 있는 사람이었는데, 미국인의 60%가 어머니의 망령을 보았다는 데 반해 인도인은 여성의 망령을 본 사람이 거의 없었습니다.

다음으로 종교적 광경을 보았다는 것은 미국인이 33명인 데 반해 인도인은 107명에 이르렀습니다.

단지 본 것은 어느 경우도 자신이 믿는 종교에 관한 광경으로 힌두교도가 그리스도교적 광경을 보았다든가 혹은 그 반대인 경우는 없었습니다.

즉, 임사체험에서 보는 종교적 광경에 등장하는 것은 어디까지나 자신이 알고 있는 신들이며, 그 의식인 것입니다.

아이의 임사체험

그렇다면 그러한 기성의 지식이 없는 아직 종교상의 교육을 별로 받지 않은 아이들의 임사체험은 어떤 것이 될까요?

미국 시애틀의 워싱턴대학 모스 박사 등은 1978년부터 1984년에 걸쳐 시애틀 소아병원의 구급부에 입원한 3세에서 16세의 아이를 조사하였습니다. 이때의 연구대상 추출기준은 다음과 같습니다.

(1) 무의식상태가 있었던 경우

(2) 평소 학교 성적이 좋은 똑똑한 아이일 것

(3) 급성병이나 상처 또는 만성병인 경우에는 갑자기 악화된 경험이 있는 경우

(4) 그 후는 정신신경증상도 없고, 완전히 회복하여 일상적인 학교생활로 복귀

즉, 이 건 이외로는 전적으로 정상이라고 여겨지는 아이들을 고르고 있습니다. 이러한 기준으로 40명이 선택되었습니다. 그리고 이 아이들에게 다음과 같은 질문을 하였습니다.

(1) 병원에 오기 전의 일을 기억하고 있는가?

(2) 무의식이 되었을 때의 일로 무엇이 생각나는가?

(3) 너는 죽은 다음에는 사람이 어떻게 된다고 생각하는가?

(4) 너의 집의 종교적 신조는 무엇인가?

이 40명의 진료기록카드를 조사하면 임사는 11명이고, 나머지 29명은 중증이었지만 임사에는 이르고 있지 않았습니다. 그리고 임사 11명 중, 7명이 임사체험을 갖고 있었습니다.

중태의 아이 중 3명이 수술 때의 일을 기억하고 있다고 답했으나, 임사가 아닌 아이 중에서는 그 이외에 임사체험과 비슷한 경험을 한 환자는 없었습니다. 이렇게 조사한 임사체험을 요약하면 다음과 같았습니다.

(1) 이탈현상　　6명

(2) 어둠 속으로 들어간다　　5명

(3) 터널현상　　4명

(4) 행복감　　3명

(5) 공포감, 고통　　3명

(6) 흰옷을 입은 사람을 보았다　　3명

(7) 선생님, 친구를 보았다　　2명

(8) 신성한 것을 보았다　　2명

(9) 죽은 친척을 보았다　　1명

(10) 경계에 이르렀다　　1명

(11) 자신의 몸으로 돌아가려고 결심했다　　3명

백지인 아이들

그런데 임사체험을 한 아이들은 어느 정도 임사체험에 관한 지식을 갖고 있었을까요? 또한 이 조사 이전에 그들은 자신의 체험을 타인에게 말하고 혹은 타인과 이 문제를 토론한 일이 있었을까요?

우선 임사체험에 대해서 들은 적이 있는 것은 1명뿐이었습니다. 3명은 그때까지, 자신의 경험에 대하여 누구에게도 이야기한 적이 없고, 또한 2명은 그때의 경험을 아주 잊고 있었습니다.

그러면 임사체험의 구체적인 예를 보기로 합시다. 우선 이탈현상에 대해서입니다.

11세의 소년은 운반된 병원 로비에서 심장정지에 빠졌습니다. 그는

"나는 자동차가 턱을 넘었을 때, 갑자기 몸이 내려가는 느낌이 들었다. 그리고 위가 몸 밑으로 떨어지는 것 같았다. 그리고 뻥 하는 소리와 주변 사람이 말하고 있는 것이 들렸다.

다음에 내가 뜨기 시작하여 천장까지 가서 거기에서 나를 보고 있다. 방은 어두웠으나, 나의 몸에 부드러운 빛을 비추고 있다.

간호사가 무엇이라고 말하는 것이 들리고 심폐소생술이 나에게 실시되는 것이 보였다.

간호사가 나의 몸에 그리스를 칠하고 의사에게 갈고리 같은 것을 건네주는 것이 보였다. 그리고 갈고리가 몸 위에 놓이고 의사가 단추를 누르니 갑자기 나는 나의 몸으로 돌아왔다. 그리고 밑에서 의사를 쳐다보고 있었다. 그는 쇼크 받을 때 강한 아픔을 경험하였다."

라고 말했습니다. 그리고 그 후에도 몇 번인가 그때의 아픔을 꿈꾸었다고 합니다.

이때 곁에 있던 간호사는 소년이 눈을 떴을 때 "정말 이상했다. 나는 몸 위에 떠 있었는데, 갑자기 원래의 몸속에 끌려들어갔다."라는 증언을 하고 있습니다. 그러나 그 자신은 이 발언을 기억하고 있지 않았습니다.

다음은 6세 소년이 경험한 터널현상을 알아봅시다. 그는 편도선 수술로 심장정지가 되었습니다. 그때의 일을 다음과 같이 말하고 있습니다.

"나는 내 몸 위에 떠 있었다. 선생님들이 침대 곁에 있었는데 나를 보고 있었다. 나는 입속에 관을 넣고 있었다. 그리고 터널로 들어갔다. 어디로 가는지, 왜 터널로 들어왔는지 모른다. 터널에는 활주로와 같이 여러 가지 빛이 배열하여 있었다."

그리고 그는 터널이 빛으로 반짝이고 있는 광경을 그림으로 그렸습니다.

역시 수술 중에 심장정지가 된 15세의 소년은 그때 일은 잊고 있었으나 부모는 다음과 같이 말하고 있습니다.

"그는 의식이 회복되자 '굉장한 비밀이야, 나는 계단을 올라 천국에 갔다. 그러나 계단은 어두웠다.'라고 말했습니다."

고칼륨혈로 심장정지가 되었던 16세의 소년은 다음과 같이 말하고 있습니다.

"나는 어두운 터널을 여행하고 있었다. 어디로 가는지 몰랐지만 터널의 끝까지 가고 싶었다. 나는 몸에 대한 것도 잊고 살아 있는 것도 잊어버리고 있었다. 오직 터널의 끝에 가고 싶었다. 무지개 같은 일곱 가지 색이 내 주변을 비추고 있었다."

임사체험을 한 7명의 아이들 중 1명은 무서웠다고 하지만 나머지는 즐거웠다던가, 평화로운 느낌이었다 등을 말하고 있습니다.

귀환의 결의에 대해서는 고혈당으로 혼수상태에 빠진 8세의 소녀는 다음과 같이 말하고 있습니다.

"나는 방 속에 떠 있었어. 2명의 선생님이 녹색의 외과 마스크를 하고 내 곁에 서 있었어. 흰옷을 입은 선생님이 침대 곁의 기기에 붙어 있는 빨간 단추를 누르라고 말했는데, 그것이 잘못이란 것을

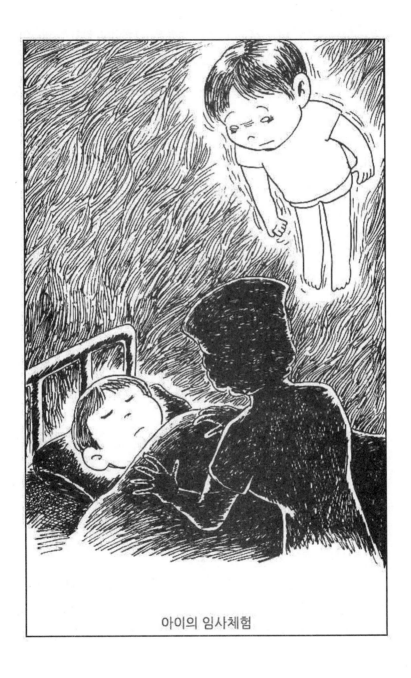

아이의 임사체험

알고 있었으므로 내가 푸른 단추를 눌렀어. 그랬더니 갑자기 의식이
되돌아왔어."

다른 아이는 "아직 나는 죽을 때가 아니라고 생각해 돌아왔
다."라고 합니다.

어른과의 비교

그러면 전체를 어른의 경우하고 비교해 봅시다.

아이의 임사체험에서의 핵심현상은 다음과 같습니다.

(1) 이탈체험

(2) 가까이에서 자기 자신을 보고 있는 상태

(3) 어둠의 감각

(4) 터널현상

(5) 자신의 몸으로의 귀환

어른만 볼 수 있는 현상

이러한 것은 대체로 어른의 임사체험에서도 볼 수 있는 한
편, 다음은 어른에게서만 볼 수 있는 현상입니다.

(1) 자신의 인간성이 변했다는 느낌

(2) 과거를 파노라마식으로 회상하는 것

(3) 영적인 감각

또 하나 재미있는 것은 임사체험에 만나는 인물입니다. 어른
의 경우는 이미 사망한 육친이나 친구 등이 많은데, 아이의 경
우는 거의 다 살아 있는 친구나 선생님 등입니다.

이렇게 보고 있으면 임사체험에는 기본적으로 문화, 교육, 환경과는 관계가 없는 본질적인 광경에 문화나 환경하고 관계하는 인자가 혼합하여 형성되어 있다고 해도 좋을 듯합니다.

본질적인 광경으로는 다음과 같은 것을 들 수 있습니다.

(1) 빛나고 반짝이는 것

(2) 반대로 어두움, 또는 터널

(3) 자신의 육체로부터의 이탈

(4) 누군가와 조우한다.

이 큰 틀에 문화, 교육, 환경 등에 규정되는 인자가 혼합하는 것입니다. 이를테면 빛나고 반짝이는 것으로서 그리스도교에서는 천국을 보고, 불교에서는 정토를 보는 것 같은 식입니다. 또한 터널을 통과하면 불교권에서는 저승으로 가는 중간에 있는 내를 보거나 하지만 그리스도교권에서는 성벽을 보기도 합니다.

여기에서 특히 중요한 것은 조우하는 상대입니다. 신이 보편적인 존재라면 지식이 없는 다른 종교의 신을 봐도 좋으려만, 자신이 알고 있는 신이나 부처밖에 볼 수 없다는 것도 특징적입니다.

3장
임사체험 후의 의식변화

1. 임사인가, 아닌가의 체험 차이

진정한 체험인가, 조작한 이야기인가

임사체험에는 대체로 그 후의 의식변화가 수반된다는 것은 이미 보아온 대로입니다. 그러나 진정한 임사체험과 그렇지 않은 체험에 나타나는 차이라는 것을 좀 더 구체적으로 알아보기로 합시다.

임사체험은 의사로부터 죽음을 선고받았거나 주위의 사람도 그 사람이 죽었다고 생각할 정도의 상태에서 체험하는 것만이 아닙니다. 앞에서도 언급했듯이 때로는 마취 때 또는 그렇게 중태가 아닐 경우에도 생깁니다. 이 때문에 임사체험을 환각, 환상으로 다루는 사람이 많습니다.

임사의학 잡지 『란셋』에 「임사가 아닌 체험—신의 소리가 척수 조영을 방해하였다」라는 제목의 워커 박사(미국 노스캐롤라이나주 웨이크 포레스트대학교)의 보고가 실려 있습니다.

"40세의 여성, 그녀는 체력 쇠약과 감각상실 증상으로 척수 조영을 받았다. 경막 하에 이오헥솔을 주입하면 곧 머리가 빙빙 돈다고 하였다. 그리고 반응이 없어지고 호흡이 거칠어졌다.

인공호흡을 하면 잠시 후에 호흡도 혈압도 정상이 되었다. 반사는 정상이고 발은 바로 움직이거나 움직임에 저항하는 일을 교대로 반복하였다.

의식은 명확하여 말을 많이 하였으나 감각 테스트를 받는 것은 거부하였다. 그리고 돌연히 의식을 잃고 호흡곤란에 빠졌으므로 기관에 관을 끼워 넣으려고 하였으나 돌연히 다시 호흡이 정상으로 돌아오고 의식이 회복되었다. 척수 조영상은 정상이었다.

　그 후 그녀는 '의식을 잃었을 때 나는 강을 건너고 있었다. 강 건너편에서 이미 돌아가신 아버지를 보았다. 아름다운 노랫소리가 들리고 천사를 보았다. 남편의 소리를 듣고 되돌아오니 남편에게 안겨 있는 나를 보았다."

라고 말하였다.

　이것에 대해서 워커 박사는 그녀는 심리적 원인으로 호흡곤란을 일으키는 일이 자주 있었으며, 다른 심신검사로 보아 그녀의 이야기는 텔레비전 등에서 본 임사체험을 흉내 낸 조작된 이야기일 것이라고 말하고 있습니다.

　이러한 보고도 있으므로 진정으로 임사의 사람과 그렇지 않은 사람 사이의 체험에 차이가 있는지의 여부를 조사해 보려는 일이 생겼습니다.

임사 쪽 체험이 뚜렷하다

　1976년, 미국 캔자스주의 개업의인 스튜워트 토웹로 박사는 잡지 인터뷰에서 이탈현상을 경험한 사람의 체험담을 알려주기를 바란다고 말했습니다. 그랬더니 인터뷰 기사를 읽은 사람들로부터 놀랍게도 1,500통에 이르는 편지가 왔는데 그중 700명은 자신이 이탈현상을 경험하였다고 했습니다.

　그 사람들에게 앙케이트를 보냈더니 420명이 회신을 보내왔습니다. 그중 339명이 이탈현상을 경험하였으며, 81명은 경험하지 않았다고 판단되었기에 이것을 대조하였습니다.

　그런데 339명의 이탈현상 체험자 중 임사였던 것은 불과 10%뿐이었습니다. 임사였던 사람과 그렇지 않았던 사람의 체험을 비교 검토한 것이 〈그림 3-1〉입니다.

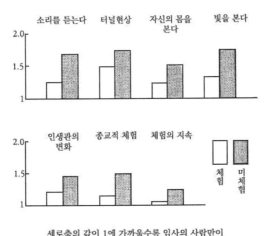

세로축의 값이 1에 가까울수록 임사의 사람만이
경험하고 있는 것을 의미하고 있다.
G.E. Gabbard 등 J. Nerv. Ment. Dis. 169, 374, 1981에서 고침

〈그림 3-1〉 임사자와 비임사자의 체험 비교

그래프에서 임사자를 1점, 임사가 아니었던 사람을 2점으로
다루어, 어느 쪽의 사람이 무엇을 체험하였는가 또는 체험하지
않았는가를 나타내고 있습니다. 따라서 세로축의 값이 1에 가
까울수록 임사의 사람만이 경험한 비율이 높아집니다.

우선 터널현상이나 빛을 본다는 것은 임사 아닌 사람도 경험
하고 있으므로 체험했다고 답한 사람의 값이 높아져 있습니다.

한편, 종교적 체험 또는 체험이 오랫동안 지속하였다는 사람
은 임사 쪽에서 극단으로 많아지고 '체험'한 사람의 점수가 1
에 가까워지고 있습니다. 오직 임사의 사람도 체험의 지속이
없었던 사람이 많이 있다는 것은 주목할 필요가 있습니다.

그러나 임사체험의 중요 항목 중 어느 것을 택하더라도 임사
쪽이 강하게 느꼈다는 것은 흥미로운 일입니다.

임사, 비임사의 비교

오스트레일리아 멜버른, 글렌사이드병원의 존 오웬 박사에 의해서도 같은 결과가 보고되었습니다.

조사 대상은 11세부터 76세까지의 남자 24명, 여자 34명, 총 58명의 환자입니다. 임사의 원인은 질병, 수술, 출산 등에 의한 것이 41명, 사고가 13명, 약물의 다량복용이 4명이었습니다.

이들 환자에 대하여 3명의 의사가 진료기록카드를 별도로 조사하여 진정한 임사자와 그렇지 않았던 사람으로 분류하였더니 30명(52%)은 임사가 아니고, 28명(48%)이 임사였습니다. 그러나 어느 설문에는 회답하지 않은 사람이 있으므로 총계는 물음에 따라 다릅니다.

다음에 임사체험으로서 아래의 항목을 조사하였습니다.

(1) 빛을 본다.

(2) 터널현상

(3) 인식기능 증강―① 사고의 속도 ② 이론성 ③ 사고의 명확성 ④ 시각 ⑤ 청각의 명확성 ⑥ 색이 뚜렷하다 ⑦ 통합능력

(4) 정동―행복감, 밝은 느낌 같은 양성의 정동에서 불안, 공포 같은 음성의 정동까지 10항목으로 분류하여, 이것을 5 미만, 5 이상으로 나누었다.

(5) 이탈현상

(6) 과거의 기억 재현

(7) 자신이 임사라고 생각하였는가의 여부

〈그림 3-2〉의 A에 나타냈듯이 임사의 28명 중, 21명(75%)이 빛을 보았으나, 임사가 아니었던 사람에서는 12명(40%)이 빛을

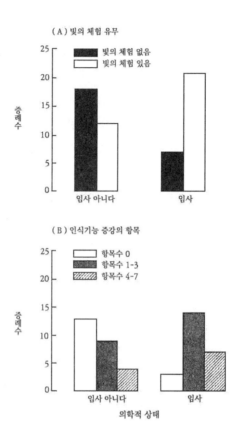

(A) 빛의 체험 유무

증례수

빛의 체험 없음
빛의 체험 있음

임사 아니다   임사

(B) 인식기능 증강의 항목

증례수

항목수 0
항목수 1-3
항목수 4-7

임사 아니다   임사

의학적 상태

〈그림 3-2〉 의학적 상태(진정으로 임사였던가 아닌가)의 체험 관계

본 데 불과하였습니다.

다음 터널현상은 이 물음에 답한 46명 중, 21명(46%)이 터널현상의 체험을 보고하였습니다. 이 21명 중 12명은 임사이고, 9명은 임사가 아니었습니다. 그러나 빛을 본 27명 중 19명(70%)은 터널현상을 체험하고 있으며, 터널현상을 체험하지 않은 19명 중 17명(89%)은 빛을 보지 않았습니다. 즉 터널에 들

어간 사람은 저쪽이나 터널 주변에서 대개 빛을 보고 있으며, 터널이 없는 상태에서 빛만을 보는 사람은 적다고 할 수 있습니다.

빛의 체험과 인식기능 증강

다음은 (3)의 뇌기능에 대해서인데 7항목 중 몇 가지의 항목에 해당하는가를 조사하였더니, 인식기능 증강을 나타내지 않은 16명 중 13명(81%)은 임사가 아니었습니다(7항목 중 해당하는 것은 0이었다).

한편, 인식기능 증강이 있었던 사람 중 62%는 임사였습니다 (〈그림 3-2〉의 B).

또 한 가지, 빛을 본 29명 중 25명(86%)에게 인식기능의 증강이 있었습니다.

그러나 빛을 보지 않았던 21명 중에는 9명(43%)만이 인식기능 증강을 보고하였습니다. 반대로 인식기능 증강이 없었던 16명 중, 12명(75%)은 빛을 보지 않았습니다.

즉, 빛을 본 사람은 사고가 명확하고, 논리성 등의 뇌기능 증강이 보였던 것입니다.

반대로 인식기능의 감약은 1항목에 대해서는 20%의 사람이, 2항목에 대해서는 8%, 3에서 4항목에 대해서는 10% 볼 수 있었으나 5항목 이상의 감약을 나타낸 것은 없었습니다. 또한 62%의 사람은 인식기능의 감약을 전혀 나타내지 않았습니다.

임사체험은 양성감정

다음은 정동인데 임사의 사람도, 그렇자 않았던 사람도 81%

에서 양성의 감정을 볼 수 있었습니다. 또한 양성의 감정을 5 이상과 5 미만으로 나누면, 빛을 본 30명 중 17명(57%)은 임사일 때 5 이하의 양성감정을 가졌다고 보고하였습니다.

또한 빛을 보지 않았던 21명 중, 5 이상의 양성 감정을 갖고 있는 사람은 3명(14%)에 불과하였습니다(그림 3-3). 즉 빛을 본 사람은 동시에 행복감, 평화감, 행복에 이르는 감정 등에 싸여 있었다는 것을 나타냅니다.

음성의 감정에 대해서는 75%의 사람이 갖고 있지 않았다고 답하고 있습니다. 그러나 하나를 갖고 있는 사람(가령 공포심)은 12%, 2개를 갖고 있는 사람은 8%, 3이나 4를 갖는 사람은 6%이며, 5개 이상을 갖는 사람은 없었습니다. 즉 임사체험은 다행히도 정동의 좋은 면을 자극하는 것 같습니다.

이탈현상에 대해서는 임사자와 아닌 사람에서 차이가 없고, 양쪽의 64%가 자신의 마음이 몸에서 이탈하는 것을 경험하였다고 말합니다.

과거의 회상에 대해서는 회답한 임사 22명 중 6명(27%), 또한 임사가 아닌 사람 23명 중 4명(17%)이 인생의 파노라마식 회상을 경험하였습니다. 임사자 2명, 임사가 아닌 2명은 자신의 전생 활사를 회상하였다고 말하였습니다.

또한 임사자 25명 중 24명(96%)이 자신은 죽어 있었으나 죽음의 바로 곁에 있었다고 보고하고, 임사가 아닌 25명 중 21명(84%)도 같은 보고를 하였습니다. 즉, 진료기록카드는 임사가 아니라도 본인은 임사 또는 죽었다고 생각하고 있는 일이 많았습니다.

이상을 요약하면 객관적으로 임사의 사람은 빛을 보거나, 터

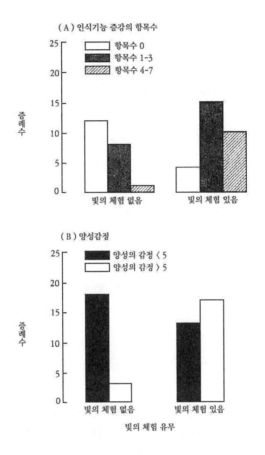

(A) 인식기능 증강의 항목수

□ 항목수 0
■ 항목수 1-3
▨ 항목수 4-7

빛의 체험 없음   빛의 체험 있음

(B) 양성감정

■ 양성의 감정 〈 5
□ 양성의 감정 〉 5

빛의 체험 없음   빛의 체험 있음

빛의 체험 유무

〈그림 3-3〉 임사체험 때 빛 체험과 인식기능 증강, 양성감정과의 관계

널에 들어가는 느낌이 임사 아닌 사람보다 강하고 또한 감정적
으로는 행복에 이르는 감정 등이 양성감정을 갖는 일이 많다는
것을 알 수 있습니다. 즉 임사체험은 환상이나 생각이 아니라
정말로 죽음에 이르렀을 때에 생겨난다는 것을 알게 된다고 여
겨집니다. 또한 임사체험 후에 지속적인 의식변화가 있다는 것

은 여러 번 언급한 것과 같습니다.

2. 임사체험으로 사는 방법은 변하는가

깨달음과 마음의 변화

임사체험은 임사일 때만 생기는 것이 아니라 마취나 약물에서도 유발되며, 뇌의 이상전기자극이나 간질 발작 때도 보인다는 것은 앞에서 말하였습니다. 그리고 간질 발작에 의해 신을 보았거나 천계에 존재하는 체험을 하기도 하여 강한 신앙심을 얻었다는 예도 자주 있습니다.

종교적으로 행복에 이르는 느낌은 지속하는 경우도 있으므로 외국에서는 '깨달음'을 일종의 뇌의 이상이 아닐까라고 생각하는 사람도 있을 정도입니다.

또한 머리에 격렬한 충격을 받았을 때 종교적 감흥을 받았다는 경험도 다수 보고되어 있습니다. 쇼우주, 하쿠인의 예는 이미 이야기하였습니다만, 도쿄, 신주쿠 월계사의 마쓰오 신넨 노사도 깨달음에 들어가는 체험을 다음과 같이 이야기하고 있습니다.

노사는 작업할 때 풀을 뽑으려고 언덕에서 손을 내미는 찰나 미끄러 떨어져 정신을 잃었습니다. 정신을 차리니 몸은 움직이지 않고, 오직 하늘만이 보였다고 말합니다. 그리고 그 후 공안이 계속 떠올랐다 합니다.

선종의 경우는 공안이라는 깨달음을 점검하는 문제가 있으므로, 진정으로 깨달았는지 어쩐지는 이것을 노사라고 부르는 지도자가 제자에게 묻는 것으로 알 수 있다고 합니다.

다만 선종에서도 수행을 쌓은 사람의 자살 문제를 생각하면 깨달음의 경지와 병적인 뇌 활동 사이에는 미묘한 차이밖에 없는 것 같은 생각도 없는 것은 아닙니다. 예를 들면 최근에는 N사파 관장인 K 노사가 자살하였습니다. 그리스도교 관계에서도 극도의 울병 후에 종교적 계시를 받은 사람도 있습니다.

그러나 여기에서는 마음의 평안을 얻었다든가, 죽음을 두려워하지 않는다든가, 운명(인과)에 대해 뚜렷한 자각이 생겼다는 감각을 일단 깨달음이라고 생각하고, 이것을 임사체험 후의 마음의 변화와 비교해 보려고 합니다.

임사에 의한 인생관의 변화

이전부터 심장정지 후에 살아 돌아온 사람이 다시 태어난 것같이 변했다는 보고가 많습니다.

1965년 미국의 코엔 박사는 말기 암 환자에게 LSD를 투여하였더니 죽음에 대한 공포가 적어졌다고 보고하였습니다.

또한 아이오와대학 정신과의 러셀 노이에스 교수가 생사를 헤맸던 사람의 체험을 알고 싶다는 내용의 광고를 내고, 연구가 뉴스에 나오자 많은 사람의 연락을 받았습니다.

연락 온 사람은 215명으로, 남자가 144명, 여자가 71명, 평균 연령은 23세였습니다. 그중 76명은 노이에스 교수가 직접 인터뷰했고 나머지는 편지로 앙케이트에 대답하였습니다.

그 결과 215명 중 138명이 생환한 후에 자신의 인생에 대한 태도가 변했다고 말하고, 나머지는 변하지 않았다고 답하였거나 무응답이었습니다.

그런데 215명의 생명을 위태롭게 한 원인은 다음과 같습니다. 산처럼 높은 곳에서의 낙하가 58명, 물에 빠진 것이 54명, 자동차 사고가 53명, 기타 사고가 24명, 그리고 26명이 중병이었습니다.

또한 임사에 이른 사고나 병에서 이 보고까지는 평균하여 3년 정도 경과하고 있었습니다. 이 사람들의 임사에 의한 생활태도의 변화는 다음과 같습니다.

⑴ 죽음의 공포가 적어졌다.

⑵ 동요하지 않게 되었다.

⑶ 운명적인 것을 느꼈다.

⑷ 신의 특별한 가호를 받았다고 느꼈다.

⑸ 사후의 생명을 믿게 되었다.

또한 임사에 의한 인생관의 변화는 다음과 같습니다.

⑴ 인생의 귀중함을 알았다.

⑵ 인생에 있어 무엇이 중요한가를 재인식하였다.

⑶ 인생에 대하여 보다 주의 깊게 임하게 되었다.

⑷ 운명적인 것을 솔직하게 받아들이게 되었다.

앞으로 이러한 내용을 구체적으로 살펴보고자 합니다.

죽음에 대한 공포심이 약해졌다

생환 후에 인생관이 변했다고 응답한 138명 중 57명(41%)은 그들의 사고나 병 이후 죽음에 대한 공포심이 적어졌다고 말하고 있습니다. 그리고 그것은 '죽음의 경험'이 있었기 때문이라고 합니다.

많은 경우, 위험이나 죽음에 직면하여 정신적으로 동요한 후에는 죽음에서 도저히 도피할 수 없었다는 기분에서 역으로 마음의 평화와 안정을 얻고 있는 것 같았습니다.

교수형 전에 살아남은 여성은 다음과 같이 말하고 있습니다.

"나는 죽음에 임하고 있었을 때는 공포에 빠져 어떻게든지 살아남으려고 필사적이 되는 것이 아닌가 생각했다. 그러나 실제는 그렇지 않았다. 나는 처음에는 공포에 빠졌으나, 곧 평안과 조용한 마음이 되었다."

이 조용한 체관(諦觀)은 이러한 사람들의 경험 중에서 가장 두드러진 것이었습니다. 그들은 이 체념의 기분과 죽음에 대한 공포심의 강약을 연결하여 생각하고 있습니다.

트럭 사고 후 수년이 지난 젊은이는 이렇게 말하고 있습니다.

"나는 이제 죽음을 두려워하지 않는다. 죽음은 그렇게 두려운 것이 아니다. 사람은 그때의 고통을 두려워하는 것 같으나, 일단 그 장소에 있으면 고통은 그렇게 두려워할 정도의 것은 아니다."

또 다른 여성은 다음과 같이 말하고 있습니다.

"죽었다고 생각할 때 자신을 둘러싼 그 평안한 기분은 죽음에 대한 공포를 없애 주고 말았습니다."

교통사고를 당한 중년 여성은 다음과 같이 말하고 있습니다.

"나는 죽을 때에는 반드시 죽었어야 될 것인가 하고 생각할 것이라 여겼습니다. 그러나 실제로 죽는다고 생각하였을 때에는 전혀 공포심이 없었습니다.

나는 이전에 죽는 것이 두려워서 견딜 수가 없었습니다. 자신이

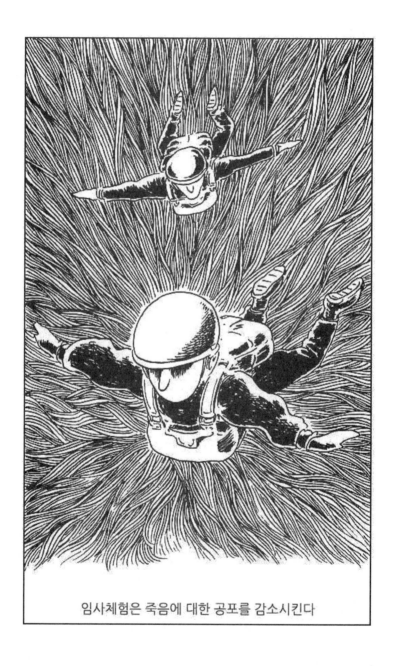

임사체험은 죽음에 대한 공포를 감소시킨다

나 나의 아이가 죽는 것을 상상하는 것조차 싫었습니다. 그러므로 강이나 바다에도 가까이 가지 않았으며 위험한 일은 될 수 있는 대로 피하였습니다.

그러나 이 사고 이후부터는 나의 인생관이 전적으로 바뀌고 말았습니다."

부동심의 획득

필자의 친구인 캘리포니아의 대학교수는 휴가에 텍사스 쪽으로 갔을 때, 반대 차선으로 들어갔습니다. 무리한 추월을 당하여 브레이크를 밟았을 때 차가 미끄러져 중간대에 들어가고 다시 반대 차선으로 들어갔다는 것입니다. 본인은 전신 골절로 중상을 입고 딸은 양쪽 눈의 시신경이 절단되어 실명하고 말았습니다.

로스앤젤레스에서 그를 만났을 때, "자신은 아직 차를 타고 있다. 의외로 옛일은 잊혀지는 것이야" 하며 웃으면서 말하는데는 놀라지 않을 수가 없었습니다.

나라면 두려워서 두 번 다시는 차는 타지 않으리라고 생각했기 때문입니다. 그뿐이 아닙니다. 나였더라면 바로 정면에서 달려오는 차를 몇 번이나 꿈에서 보면서 괴로워했을 것이 틀림없으리라고 생각했습니다.

알프레트 히치콕 감독의 영화로 『현기』라는 작품이 있습니다. 주인공 형사는 옥상에서 범인을 추적하다 발이 미끄러져 지상 수십 미터에서 거꾸로 매달렸던 공포의 경험에서 언제나 악몽에 괴로워하며 높은 곳에 오르지 못하는 이른바 고소공포증에 걸려 있습니다. 나도 그러한 무서운 경험을 하면 고소공

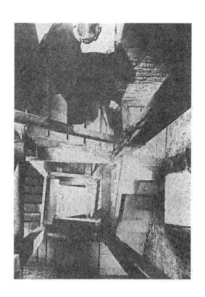

히치콕의 『현기』에서. 주인공은 여기에서 고소공포증에 걸린다

포증에 걸릴 거라고 생각합니다.

그런데 사실은 상식하고는 반대인 것 같습니다. 죽음에 직면하는 사고나 병에서 생활한 사람은 부동심이라 할까, 미래의 불안정 요소나 위험에 대해서 마음의 평화를 지니는 것 같습니다. 설문조사 중 7명은 이미 죽음의 그림자를 두려워하지 않았다는 것을 확실하게 말하고 있습니다.

스카이다이빙에서 죽음에 처했던 여성이 다시 스카이다이빙을 시작하였습니다. 그리고 "나는 일종의 부동심을 얻었다."라고 말했습니다.

자동차를 운전 중, 철도 건널목에서 열차에 부딪혀 구사일생으로 살아난 여성은 다음과 같이 말하고 있습니다.

"동승자는 죽음을 자각했다고 말하고 있으나, 나는 오히려 죽음의 공포를 상실하였습니다. 사고로부터 죽음에 대한 면역을 얻은 것 같은 마음이 듭니다."

그녀는 다시 "나는 100세까지 살아서 집의 침대 위에서 편안하게 죽을 것 같은 기분이 듭니다."라고도 말하고 있습니다.

또한 등산에서 추락하여 죽어가고 있던 몇 사람은 오히려 자신의 기술에 자신이 생겨, 이전보다도 안전한 마음이 들었다고 말하고 있습니다. 어떤 등산가는 이렇게 말하고 있습니다.

"추락하기 전에는 높은 곳에 있는 것, 그리고 추락, 아픔, 죽음에 공포심을 갖고 있었으나, 그 사고 이후 그러한 감정은 변해 버렸다. 도리어 이전에 비해 두려움이 없는 것 같은 기분이 되었다."

운명적인 것을 느낀다

또한 138명 중 30명(22%)은 자신이 살아남을 수 있었던 것은 "살라"는 큰 운명의 힘에 의한 것이라고 믿고 있습니다. 몇 년 전에 심한 교통사고를 당한 여성은 다음과 같이 말하고 있습니다.

"나는 그 사고에도 불구하고 살아남을 수 있도록 선택되었다. 즉 살아가는 것은 나의 숙명이다."

또한 등산가로서 낙하하여 죽어가고 있던 사람은 "나는 그 이후, 신이 나에게 무엇인가를 시키기 위해서 목숨을 주었다고 생각하고 있다."라고 말하고 있습니다.

또한 앞에서 말한 노이에스 박사는 "이러한 사람들은 사후도 생명은 이어지는 것으로 크게 확신하고 있는 것처럼 생각되었다."라고 말하고 있습니다.

오직 신이 자신에게 무엇을 시키려고 하고 있는지에 대해서는 몇 사람은 자신에게 특별한 사명을 느끼고 있으나, 대부분은 그것을 자신도 모르고 있는 것 같습니다.

영하의 기후에서 거의 동사하고 있던 여성은 "당신은 어떤 목적이 있어 구조되었다고 생각합니까?"라고 물으니 다음과 같이 대답하고 있습니다.

"나는 지금으로서는 그 사명을 모르고 있으나 마음의 준비는 하고 있습니다. '그 일'에 조우하면 바로 알 수 있으리라고 생각합니다."

이처럼 사명이 분명한 사람과 그렇지 않은 사람의 구별은 있어도 이 목적관이 그들의 인생을 추진하고 있는 큰 힘인 것임에는 틀림없는 것 같습니다.

교통사고로 죽음의 직전에 있었던 대학생은 그 경험을 다음과 같이 이야기하고 있습니다.

"그 경험은 나의 인생을 다시 한번 확인할 수 있게 하였다. 나는 대학 3학년생이었으나, 장래에 무엇을 해야 좋을지 모르고 있었다. 그 불안을 없애기 위하여 정신과 의사를 찾을 정도였다. 때로는 나의 인생에는 전혀 목적이 없는 것 같게도 느껴졌다.

그러나 지금은 다르다. 사는 의미가 있다고 느끼고 있다. 나는 그 후 이 확신을 의심해 본 일이 없다. 이전에는 무엇인지 모르나 나는 젊어서 죽을 것이라고 생각하고 있었으나 지금은 장수할 것 같은 기분이 든다."

"신이 살렸다"

운명적인 것과 관련하여 138명 중 24명(17%)이 무엇인가 존

재를 보고 있습니다. 그 존재의 대부분은 신이었으며 대체로
자신이 믿고 있는 종교의 초자연적 존재입니다. 그러나 때로는
구체적인 신이 아닐 때도 있습니다.

자신을 무신론자라고 하던 한 여성은 "이 경험은 나에게 전
능적 존재에 대한 신앙을 갖게 하였을지도 모른다."라고 말했
습니다.

아이일 때 익사 직전이었던 한 여성은 "나의 생명이 위기에
빠져 있을 때, 가까이에 있으면서 구조해 주는 눈에 보이지 않
는 힘을 느꼈다. 이 체험은 그 힘의 경험적 증명이었다."라고
말했습니다.

신이 자신을 구했다고 느끼고 있는 사람은 "자신은 특별한
존재로서 신으로부터 사랑받고 있다고 생각한다."라고 말하고,
또한 "그러한 신념은 자신의 인생에 있어 대단히 의미 있는 것
이었다"라고도 말하고 있습니다.

또한 총격전에서 살아남은 16세의 소년은 다음과 같이 말하
고 있습니다.

"나는 살아 있는 것에 감사합니다. 이것은 반드시 신이 나를 살
리고 싶었기 때문일 것입니다. 그것을 알게 된 것은 대단히 의미
있는 일이라고 생각합니다."

식사 도중 음식물이 목에 막혀 죽을뻔한 여성은 이렇게 말하
고 있습니다. "지금 돌이켜보니, 그 일이 나를 신에게 가까이
가게 하였습니다. 나는 더욱 장수하여 아이를 갖고, 타인에게
사랑과 신앙을 줄 수 있도록 살려졌다고 생각합니다."

이러한 자신이 무엇인가의 힘으로 살아남았다는 생각은 생명
의 위험을 경험해 본 많은 사람에게서 볼 수 있습니다.

사후의 인생을 믿는다

생사의 경계에 서 있는 사람이 운명적인 것을 느끼는 것 이외에도 사후의 인생이 보증되었다는 듯이 느끼는 경우도 흔히 있습니다.

노이에스 교수의 조사에서도 14명(10%)의 사람이 사후도 생명이 있다고 믿게 되었다고 말하고 있습니다. 이것은 또 자신의 마음이 자신의 몸에서 일시적으로 유리했다는 감각하고도 결부되어 있습니다.

산에서 추락한 청년은 그 사고의 절정 중에 육체와 정신이 별개였다는 것을 확실하게 느꼈다고 말하고 있습니다. 또한 자동차 사고를 경험한 여성은 다음과 같이 말했습니다.

"사고 중에 육체와 정신이 분리하는 것을 경험하였습니다. 그렇지만 조금도 무섭지 않았습니다. 그리고 사후 더 좋은, 더 아름다운 인생이 있다는 생각을 받아들였습니다."

공사 중에 감전으로 죽을뻔한 남자는 다음과 같이 말했습니다.

"나는 오랫동안 사후 세계가 있는지 어쩐지 의심스럽게 생각하고 있었다. 그러나 그 사고의 경험이 이 물음에 답해 주었다. 나는 죽음은 대단히 편안한 감정을 갖게 하는 것이라고 믿고 있다."

이처럼 임사를 체험한 꽤 많은 사람에게 있어 사후의 세계는 확신으로 되어 있습니다.

한편, 34명(25%)은 그때까지 죽음의 문제를 생각한 적이 없었으나 갑자기 자각했다고 말하고 있습니다. 근무 중에 사고를 당한 청년의 다음과 같은 말은 특징적입니다.

"나는 죽음 같은 것은 훨씬 뒤의 일이라고 생각하고 있었다. 또한 죽는다 해도 80세 정도가 된 다음부터라고 생각하고 있었다. 그러나 지금은 죽음은 언제나 일어날 수 있다고 생각한다. 사람은 죽음에 직면하지 않으면 진정으로 죽음을 자각하지 못하는 것이다."

이 사람들의 경험은 죽음을 더 가까운 데 있는 것으로 느끼게 하고 있을 뿐만 아니라 죽음을 인생의 일부인 것같이 느낄 수 있게 하였습니다. 심한 알레르기 반응으로 생사를 헤매던 여성은 다음과 같이 말했습니다.

"나는 지금 자신이 죽음에 직면할 수 있다는 기분을 확실하게 가졌습니다. 나는 죽음을 인생의 일부라고 느꼈습니다. 그러므로 나는 살고 있는 데에 두려움을 갖지 않습니다. 그것은 죽음이 나의 존재 과정의 일부라고 믿고 있기 때문입니다."

수면약을 과다복용하여 죽어가고 있던 여성은 이렇게 말하고 있습니다.

"죽음은 나에게 있어서 자동차를 타거나 병에 걸리는 것과 같이 인생의 하나의 가능성에 불과한 것입니다. 만일 죽음이 와도 충분히 준비는 되어 있습니다. 출생, 결혼, 사랑 같은 것처럼 인생의 일부인 걸요."

인생의 중요성을 깨닫다

죽음을 자각한 사람들의 대부분은 생명에 대한 사랑을 강하게 느끼고 있습니다. 32명(23%)은 자신의 인생을 중요하게 느끼고 있다고 답하고 있습니다. 어떤 사람은 "사람들은 인생을 더욱 중요하게 여겨 더욱 충실하게 살아야 할 것이다."라고 말하고, 어떤 사람은 "인생의 짧음을 강하게 느끼고 그것을 매우 중요하게 여기는 기분"이라고 표현하고 있습니다.

이처럼 인생을 중요하게 여기는 기분은 현재를 더욱 의미 있게 살려는 기분으로 나타납니다.

보트 사고로 죽어가고 있던 사람은 다음과 같이 말하고 있습니다.

"그 사고 이후 나는 일순간을 중요하게 살며 때가 지나가는 것을 만끽하였습니다. 또한 장래의 계획을 세울 때 10년 후에는 살아 있지 않을지도 모른다고 생각했습니다."

또한 이 감정은 자신의 주위에 대한 강한 관심으로 나타납니다. 20세 때 산에서 추락하여 죽음에 처했던 등산가는 다음과 같이 말하고 있습니다.

"나는 그때까지 관심도 없던 나무나 하늘 등에 관심을 갖게 되었다. 옛날에는 당연하다고 생각하고 있던 일의 모든 것에 행복을 느끼게 되었다."

역시 등산가이며 추락한 경험이 있는 남성은 병원을 떠날 때, 다음과 같이 외쳤습니다.

"오늘은 좋은 가을날이다. 나는 이 아름다움을 전혀 깨닫지 못하고 있었다. 추락한 것으로 인생을 얻고 새로 태어났다."

바다에서 죽을뻔한 여성의 말은 이 사람들의 기분을 모두 대변하고 있다 해도 좋을 것입니다.

"나는 인생이나 살아 있는 것에 한층 마음을 쓰게 되었다. 그리고 남은 인생이 있는 동안에 이것을 즐길 수 있어 참으로 행복합니다."

이 말은 '임사체험은 깨달음에 가까운 것이 아닌가' 하는 생각을 지지하는 것같이 여겨집니다.

누구나 깨달음에 이를 수 있다

보는 것, 듣는 것이 지금까지와는 전혀 달라지게 된다는 감
각은 깨달은 사람, 불지(佛智)를 자각한 사람으로부터 자주 듣는
일입니다. 하쿠인 선사도 다음과 같은 것을 말하고 있습니다.

"스루가(지금의 시즈오카현) 오키즈 야도의 오쿠이하라란 곳에
야마나시 헤이시로라는 사람이 있었다. 동네에서도 유력자이고
혈기왕성하였으므로 믿음에 대해서는 전혀 흥미가 없었다. 가
까운 요시하라라는 마을에 폭포가 있는데, 어느 날 그 폭포 옆
에 부동명왕(不動明王)을 모시기로 하여, 처음으로 헤이시로도
기부하였다.

개안공양의 날에 술을 먹으면서 용소(龍沼)를 보고 있으니 계
속 거품이 생기고 있었다. 그 거품에는 곧 사라지는 것, 잠시
있다가 사라지는 것 등 여러 가지가 있었다.

헤이시로는 이것을 보고 "인생도 같은 것이 아닌가, 10세에
죽는 사람, 또는 80~90세까지 사는 사람도 있다. 그러나 선이라
하여도 약이라 하여도, 또한 부유하다 하여도, 가난하다 하여도
언젠가는 이 거품같이 사라져가는 것이다."라고 생각하였다.

이쯤 되니 가만히 있을 수 없어 혼자서 빠져나와 집으로 가
려고 하였다. 도중에 어느 절이 있는 데까지 오니 주지가 경을
읽고 있었다. 평소에 그런 것에는 마음을 쓰지 않았던 헤이시
로가 문득 서서 듣고 있으니,

용맹한 중생을 위해서는 성불일념이 있고,

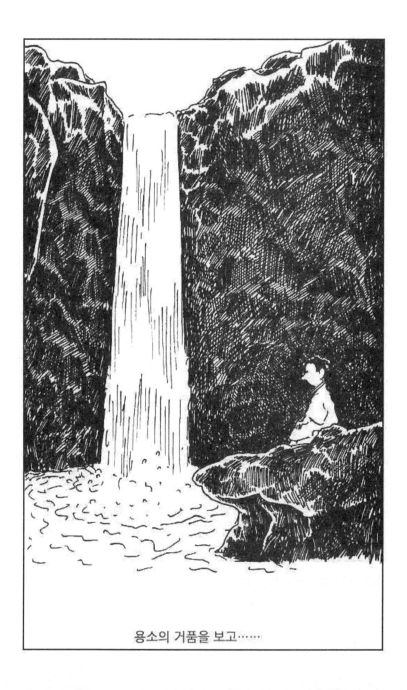

용소의 거품을 보고……

　　나태한 중생을 위해서는 열반하는 데 그친다.

고 읊고 있다. 안에 들어가 듣고 있으니 이것은 다쿠수이 선사라는 분의 다쿠수이 법화라는 경이었다. "용맹한 중생을 위해서는 성불일념이 있다니 나도 일념성불해 보자."고 생각하고 집에 가서 식구들에게 아무도 들어오지 못하게 하고 욕실에 들어가 좌선을 하였다.

　　3일째에 정신이 드니 주위의 경치가 전혀 다르다. 마음도 맑고 상쾌하다. 이것이 깨달음이란 것인가 하여 가까운 절에 가서 주지에게 물으니 '나는 그런 것은 모르니 하라에 하쿠인이란 주지가 있으니 가서 물으면 어떨까?' 한다.

　　바로 출발하여 하라의 숙소에 급히 가고 있는데 도중에 삿타 언덕에서 다코의 포구가 보였다. 그런데 그 광경이 여태껏 본 적이 없는 절경이었다. 헤이시로는 기뻐서 눈물을 흘렸다. 하라에 이르러 나(하쿠인)를 만나 공안을 즉각 해석하고 말았다."

　　이 이야기는 하쿠인이 열중하면 불교의 지식이 없는 사람이라도 단시간에 깨달음에 이를 수 있다는 예로서 자주 말하고 있습니다. 그러나 동시에 깨달음을 안 사람에게는 보는 것이 모두 아름답고 신선하다는 것도 가르치고 있습니다.

대담성과 체관

　　임사를 경험한 사람은 인생을 소중하게 생각합니다. 그러므로 당연히 보다 긴급성이 있는 것, 보다 중요한 것에 인생의 시간을 쓰려고 생각하게 됩니다.

　　자동차 사고를 당한 여성은 "나는 이전보다 더욱 무엇인가를 성취하기 위하여 시간을 쓰려고 생각하였다."라고 말했습니다.

도로를 횡단 중에 사고를 당한 대학생도 "나는 될 수 있는 한 무엇인가 의미 있는 일을 하려고 생각하였다. 죽기 전에 무엇인가를 이룩하려고 생각한다."라고 말합니다.

응답자의 대부분은 임사체험 후에 자연만이 아니고 인간관계도 중요시하려는 기분이 강해져 있습니다. 그러므로 자신은 인간에게 흥미를 갖고 더욱 사람들을 위하여 무엇인가 하려는 기분이 되어 있다고 말하고 있습니다.

또한 많은 사람은 사고 후 타인에 대한 사랑이나 염려가 깊어졌다고 말하고 있습니다.

그런데 노이에스 교수가 조사한 사람 중 4명은 임사체험 후에 매우 대담해져 자유롭게 행동할 수 있었다고 말합니다.

그러므로 육체적 위험을 일으킬 수도 있으며, 사회적으로 실패의 가능성이 있는 일도 할 수 있었다고 말합니다.

가령 자동차 사고를 당한 여성은 다음과 같이 말했습니다.

"나는 자동차 사고를 당하기 전에는 걱정이 많아, 비행기를 타는 것은 물론, 여러 가지를 두려워하고 있었습니다. 그러나 사고 후 공포심이 사라지고 말았습니다. 나는 몸에 위험이 따를 것 같은 스포츠도 마음대로 할 수 있었습니다."

일산화탄소 중독으로 임사가 되었던 여성은 오랜 기간이 지난 후에야 다음과 같이 말하고 있습니다.

"나는 죽는 것을 두려워하지 않게 되었습니다. 그러나 동시에 사는 것도 두려워하지 않게 되었던 것입니다. 그 사고는 타인이나, 인생 그 자체에 대한 태도를 근본적으로 변화시키고 말았습니다.

나는 자신이 하고 싶은 일이 무엇이든지 쉽게 할 수 있게 되었습니다. 즉 어차피 최악의 일이 생겼다 하여도 그것은 단순한 '실패'에 불과하다는 것을 알았기 때문입니다."

10명(7%)은 임사체험 후에 무슨 일에든 역행하지 않고 있는 그대로 받아들이려는 기분을 강하게 갖게 되었다고 말하고 있습니다. 즉 죽음을 포함하여 세상일에는 자신의 힘으로 바꿀 수 없는 일이 많고, 따라서 자신 쪽에서 태도를 바꾸지 않으면 안 되겠다고 생각했다고 합니다.

자동차 사고를 당한 대학생은 다음과 같이 말하고 있습니다.

"나는 매일의 혼란을 다 받아들이기 쉽게 되었습니다. 그것은 그 사고 다음에 세상일은 자기가 생각하는 것처럼 이루어지지 않는다는 것을 알아차렸기 때문입니다. 나는 이전에는 자신의 인생설계를 잘 하였습니다. 그러나 지금은 별로 그러한 일을 하지 않습니다. 나는 매일을 있는 그대로 받아들이고 있습니다."

또 다른 자동차 사고를 당한 청년은 이렇게 말했습니다.

"내일의 일, 또는 다음 달, 내년에 무슨 일이 생길까 하는 것을 별로 생각하지 않게 되었다. 사고 이래 벌써 3년이 되었지만 매일 그날 때문에 사는 것같이 되었습니다. 장래도 지금까지의 길을 계속 더듬어 나간다는 생각이 듭니다."

자살을 기도한 다른 여성은 그러한 사정의 관련 사항을 적절하게 표현하고 있습니다.

"나는 때로는 인생의 방향을 결정하려고 생각할 때도 있습니다. 그러나 중요한 사건은 내가 아무 노력을 하지 않아도 생긴다는 생각입니다. 이것은 죽음에 가까웠을 때에 진정으로 무력감을 느꼈기 때문인지도 모릅니다."

체질에 대한 영향

여기까지는 임사체험 후에 생기는 양성의 기분에 대하여 이 야기했습니다. 실제로 노이에스 박사 등에 의하면 양성의 기분 쪽이 많습니다.

그러나 몇 사람은 음성의 기분에 사로잡혀 있습니다. 죽음에 직면한 사람 중 4명이 죽음에 대한 공포를 갖고 있었다고 말하 고 있습니다. 또한 12명의 사람은 마음의 안정이 없어졌다고 말하고 있습니다.

아마도 죽음에 직면하는 것에 의해 앞에서 말한 것과는 반대 로 죽음을 초래한 사고나 병을 두려워했을 것입니다. 이러한 사람은 가령 승마, 등산, 수영 등 자신의 사고 원인이 된 행동 그 자체가 두려워, 이미 하고 싶어 하지 않게 되었습니다.

이상에서 이야기한 것같이 임사체험 후의 양성감정은 사람의 사고를 바꾸어 놓았으나, 동시에 체질 등에 큰 변화를 초래하 는 것 같습니다.

1979년, 미국 라드가스대학교 간호학과 교수 도로시 스미스 박사는 큰 병에서 회복한 사람들이, 그 후 아무런 병에도 걸리 지 않았다는 것을 보고하였습니다. 이것에 대해서는 다음에 상 세하게 이야기하겠습니다.

한편, 정신적 재생을 원하여 자살하는 경우도 있습니다. 그러 한 동기에서 자동차에 뛰어들어 자살을 기도한 여성은 "나는 지금처럼 살려는 염원이 강했을 때가 없다. 이 경험은 지금까 지 내가 갖고 있던 자기파멸의 기분을 일소하고 말았다."라고 말하고 있습니다.

스포츠 등에서 매우 위험한 것을 하는 사람 중에는 위험을

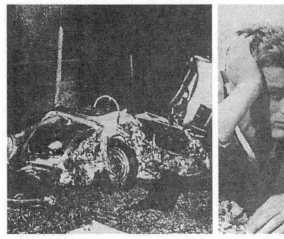

제임스 딘도 자신이 운전하는 차로 사고사 당했다

무릅쓰고 승리한다는 데서 오는 불가사의한 힘에 끌려들어 가는 사람도 있는 것이 아닌가 하고, 노이에스 박사는 말하고 있습니다.

사실, 슈퍼스타로서 인기를 누리고 있는 사람들이 스포츠나 자동차 운전으로 사고사하는 경우가 꽤 있습니다. 아마도 그러한 사람들은 죽음에 한없이 접근하는 것으로서 반대로 얻을 수 있는 정신적인 힘을 구하여 점점 위험의 도를 증대해 나갈 것입니다.

이것은 단순히 슈퍼스타가 체면상 또는 스타라는 이름에 보답하기 위해서 하는 것만은 아닌 것 같습니다. 일종의 위기에 수반하는 정신적 마약이라고 하는 것이 좋을 듯합니다.

3. 위기 상황에서의 의식변화

위기의식과 의식변화

임사체험 후에 이어지는 심연한 의식변화에 대해서 알아봅시다. 그러나 임사에 이르지 않고서도 위험이 임박했을 때에는 의식에 변화를 초래합니다. 이것을 자아감 상실(Depersonalization)이라고 말하는데, 낯선 말이므로 여기에서는 '의식변화'라고 해둡시다.

임사체험의 경우, 객관적으로 진료기록카드상에서도 임사로 판정된 사람의 체험은 실제로는 임사가 아닌데 본인이 임사라고 생각하고 있는 사람의 체험보다도 강렬하다고 말해 왔습니다. 즉 이탈체험, 빛의 증강, 터널현상 등은 진정으로 임사였던 사람 쪽이 많이 느끼는 것입니다.

그렇다면 임사에는 이르지 않더라도 본인이 매우 위기상태에 놓였을 때 일어나는 의식변화에는 본인이 죽음이 임박하였다고 자각하고 있을 때와 별로 위험하다고 생각하고 있지 않을 때 어떤 차이를 나타내는 것일까요?

노이에스 박사 등은 설문조사나 인터뷰에서 이러한 체험을 한 85명을 조사하였습니다. 그 결과 〈표 3-1〉에 나타냈듯이, 많은 의식변화는 자신이 죽음에 가까웠다고 자각하고 있는 사람에게 강하게 나타난다는 것을 알았습니다.

표에 있는 항목 이외에도 감정의 상실, 현실감의 결여, 주의력의 변화, 자신이 외부의 힘에 의해 조절되고 있다는 느낌, 설명할 수 없는 느낌…… 등이 있습니다.

〈표 3-1〉 위기의식과 주관적 감각의 변화

단위 : %

자각 : 죽음이 임박했다고 자각하고 있었을 때

자각하지 못함 : 그렇게 위기라고 생각하고 있지 않았을 때

R. Noyes, Jr. and R. Kletti, Psychiatry, 39, 19, 1976에서

주관적 감각	자각	자각하지 못함
시간경과의 변화	80	65
생각이 이상하게 명확	71	62
예민한 시각이나 청각	49	38
기억의 재생	47	12
이해력이 좋아진다	43	24
외계가 이상하게 작게 보이거나 멀리 보이기도 한다	36	33
이미지가 명확	36	12
음이나 소리가 들린다	25	14

자동차 사고의 경우

24세의 경주용 자동차 운전자는 시속 100마일(약 160㎞)을 초과하는 속도로 달리고 있을 때 사고를 일으켰습니다. 그의 차는 9㎝ 정도 공중으로 떴다가 몇 번인가 옆으로 뒹굴다가 원래의 자세로 돌아왔던 모양입니다.

그는 다음과 같이 말하고 있습니다.

"상대의 차를 보았을 때, 부닥친다고 생각했다. 그 순간 나는 죽

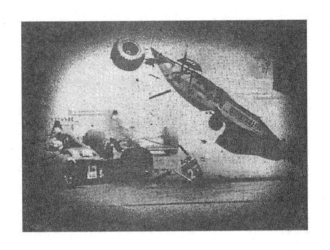

차는 9㎝ 정도 공중으로 내던져지고 몇 번인가 옆으로 뒹굴다가
제자리로 돌아왔다

거나 큰 부상을 당할 것이라고 생각하였으나 그다음은 아무것도 느
껴지지 않았다. 그다음부터의 일은 모두가 굉장히 길게 느껴졌다.

그것은 마치 슬로모션 영화를 보고 있는 것 같았다. 그것도 자신
이 무대 위의 배우이며, 차 속에서 몇 번이나 자신이 뒤집히는 것을
객석 쪽에서 보고 있는 것 같은 느낌이었다. 또한 자신이 스탠드에
있고 사고가 일어나는 것을 보고 있는 것 같은 생각이 들었다.

매우 위험한 상황에 있다는 것은 알고 있었다. 그렇지만 조금도
무섭다고는 생각하지 않았다. 공중에 내던져지고 있을 때 등은 마치
떠 있는 것 같은 느낌이었다. 청, 녹, 황색의 빛의 보였고, 어쨌든
모두가 이상했다.

차가 지면에 착지하니 이번에는 현실의 세계를 떠나 다른 세계에
들어온 것 같은 마음이 들었다. 그때는 자신의 감각, 시각이 훨씬
예민한 것을 느꼈다. 여러 가지 것을 그때까지보다 훨씬 확실하게

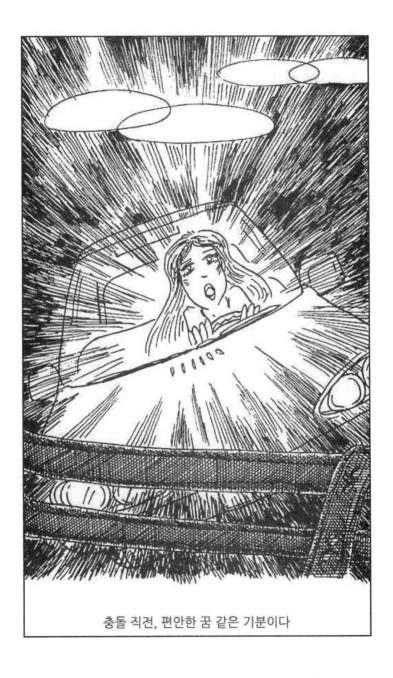

충돌 직전, 편안한 꿈 같은 기분이다

볼 수 있었다. 그러면서 모두가 거꾸로 보여, 사람이 내 밑으로 지나고 있다. 한 남자가 나를 쳐다보고 있었다. 그 남자의 놀란 표정을 지금도 기억하고 있다.

그때의 모든 경험이 꿈만 같았다. 그러나 나는 한번도 의식을 잃지 않았다. 공중을 유영하고 있는 것 같은 느낌이며 마지막으로 차가 다시 한번 코스로 되돌아왔을 때, 나는 현실로 돌아왔다."

21세의 여학생은 마주 오는 차를 피하려다 핸들 조작을 잘못하여 조절을 할 수 없게 되었다. 눈앞으로 교각이 다가오는 것을 보고 이젠 틀렸다고 생각했다고 말하고 있습니다.

"그 공포의 상황 속에서 나는 편안하고 꿈같은 기분이 되어 있었습니다. 이 기분은 모든 것과 조화를 이루고 있다는 느낌이며, 그때부터 나는 이전에 경험한 일을 차례로 생각하였습니다. 모든 소리는 단조롭게 들리고, 모든 경험을 현실의 상위에 2중으로 비추고 있었습니다.

나는 자신의 마음을 가로지른 하나하나의 경험이나 생각을 기억하고 있지는 않으나 그 모든 것이 즐거운 것이었다는 것은 확실합니다. 그리고 그동안 시간은 멈춰 있었습니다.

무엇인가 생겨나는 데는 영원한 시간이 걸리는 것 같은 생각이 들었습니다. 공간도 현실성을 결여하고 있었습니다. 마치 내가 영화관에 앉아 스크린을 보고 있는 것 같은 느낌이며, 자신이 관여하고 있다는 마음은 들지 않았습니다."

추락한 등산가의 체험

24세의 등산가는 하산 도중에 발이 미끄러져 피켈로 몸을 멈출 수도 없어 추락하였습니다. 단숨에 700m 정도 추락했을 때의 일을 그는 다음과 같이 말하고 있습니다.

"그때, 나는 이젠 살 수 없을지 모른다고 생각했다. 그렇지만 본능적으로 손에 잡을 수 있는 것은 무엇이든지 잡으려고 하였다. 이것은 무의식으로 한 일이라고 생각한다. 그 까닭은 의식으로는 자신은 틀렸다고 생각하고 있었기 때문이다. 피켈을 놓쳐 버렸기에 이젠 신의 뜻에 맡길 수밖에 없다는 생각이었다.

그러면서 나는 공포심에 사로잡혀 있기도 했다. 내 생각은 빙빙 변했다. 시간은 느려지고 내 주의력은 생존의 방향으로 향하고 여러 가지 일이 생각났다.

나의 지각과 사고는 교대로 활동하기 시작했다. 무엇인가를 느끼고 있을 때 사고는 정지하고, 무엇인가를 생각하고 있을 때는 아무것도 느낄 수가 없었다. 나는 나의 추락하는 매 순간을 확실하게 보고, 확실하게 들었다.

또한 장래에 대해서도 생각했다. 내가 죽으면 어머니는 어떻게 생각하고 있을까 하고.

한편, 신에 대해서도 생각하기도 했다. 평소보다 신이 가깝게 느껴진 것 같았다. 죽음을 무엇인가 아름다운 것처럼 느끼고 또한 그 느낌은 매우 중요한 것이라고 생각했다. 나의 생각은 확실했으나 오감은 아무것도 느끼고 있지 않았다."

이 발언은 매우 위험한 상황에 처하여 종교적 감정이 출현하였다는 것을 시사하고 있습니다.

외적인 힘에 조절된다

다음은 14세일 때 실수로 총으로 자신의 가슴을 쏴 버린 소년의 말입니다.

"위 부근이 뜨겁게 아프고 귀가 멍멍하게 울렸다. 내가 특히 마음에 걸리는 것은 화약 냄새였다. 나는 방바닥에 엎드려 있어 꼭 죽는 것이 틀림없다고 생각하고 있었다.

아버지가 방으로 뛰어 들어와 일어나라고 말했으나, 나는 무엇인가 말을 듣고 있는 것 같은 생각이 들지 않았다. 그리고 여자친구, 사촌 형제, 할머니 등 모두가 들어왔으나 누구도 나를 알아봐 주지 않는다. 하지만 그런 일은 없었다고 한다.

그다음에 나는 일어나 집에서 나가 자동차 쪽으로 걸어갔다. 그때는 무엇인가 보이지 않는 힘에 밀려나고 있는 느낌이었다. 그 힘이 몸과 마음의 양쪽에 영향을 주었다. (중략) 그 힘이 나를 살렸다고 생각한다.

차에 도착하자 어렸을 때부터 지금까지의 일이 차례로 떠오른다. 3세일 때 나는 높은 의자에 앉아 있고, 때로는 아버지와 브리지를 하고, 때로는 친구들과 함께였다.

그렇게 옛날 일을 생각하는 것은 즐거웠으나, 이것으로 나는 죽는다는 것을 생각하니 슬퍼졌다. 그 생각은 매우 뚜렷하여 마치 내가 거기에 있는 것 같은 느낌이었다. 그리고 내가 기억하고 있지 않은 일까지 여러 가지로 생각났다. 그것이 굉장히 빠른 속도로 변해갔다. 내 생각도 빠르게 회전하고 시간이 느리게 느껴졌다.

곧 감각이 없어지고 주변에서 일어나고 있는 일이 자신에게는 관계없는 것 같은 생각이 들었다. 구급실에서는 내가 내 몸에서 떨어져 나의 곁에 서서, 나를 보고 있는 것 같은 느낌이었다."

22세의 여성은 자살을 기도하여 다량의 바르비탈(수면약)을 먹었습니다. 다음은 그녀의 회상인데 이 경우는 약물의 영향이 있었다는 것을 고려하시기 바랍니다.

"나는 졸음을 느끼고 다음부터는 차차 깊은 곳으로 들어갔습니다. 현실은 사라지고 부드러운 빛에 싸여 모든 것을 받아들이는 느낌이 파도같이 나의 위를 지나가고 있었습니다.

나는 내 인생의 여러 가지 장면을 보았습니다. 그것을 보면서 자신에게 고별하고 있었습니다. 나는 여러 가지 것에 대한 지혜로 가득 차 있었으나 내가 이젠 내가 아닌 것 같고, 몸은 여러 갈래로 흩어지리라고 생각했습니다.

나는 영원한 휴식을 받아들이려고 하고 있었습니다. 나의 존재는 시간이 없는 곳에 있는 것 같았습니다. 시간이 멈추고 있었던 것입니다. 여러 가지의 것은 만질 수 없을 정도로 멀리 떨어져, 별세계에 있는 것 같았습니다.

옛날보다 힘이 세게 느껴졌습니다. 그것은 내가 지금까지의 나하고 다르기 때문입니다. 나는 무엇인가 더욱 큰 존재의 일부 같은 생각이 들었습니다. 그러나 이것은 간단한 말로서는 설명할 수 없습니다. 이 감각은 인간세계의 감각은 아니었습니다."

시간감각의 변화

이러한 것을 요약하면 다음과 같습니다.

우선 위기적 상황에서 가장 흔하게 경험하는 의식의 변화는 시간이 느려진다는 느낌입니다. 이것은 외적인 시간인 것입니다. 마음속의 시간은 반대로 굉장히 빨리 지나갑니다.

필자가 미국에서 교통사고를 당했을 때의 일을 생각할 수 있습니다. 그것은 작은 사고였으나 마치 슬로모션같이 충돌한 것을 기억하고 있습니다.

그러므로 외적인 움직임은 모두 느린 것입니다. 한편, 마음속

에서는 계속적으로 여러 가지 생각이나 감정이 생겨나므로 본
인도 놀라고 있습니다.

이 외적 시간의 완급과 내적 시간의 가속은 양쪽 모두 나타
납니다.

감정의 상실

다음의 특징은 감정의 상실입니다.

많은 사람은 다가오는 위험에 일순, 공포심을 갖거나 바로
침착해집니다. 절반의 사람은 두려움을 전혀 느끼지 않습니다.
3분의 1은 자신의 감정과 자기 자신의 사이에 경계가 있는 것
같이 느끼고 있습니다.

두려움을 느끼는 사람은 52%, 슬픔은 37%, 노여움은 30%의
사람에게 느껴지고 있으나, 그 정도는 약한 것이었습니다.

놀라운 것은 대부분의 사람은 침착하고 평안한 기분으로 있
습니다. 그뿐 아니라 많은 사람은 즐거운 기분을 느끼고 있습
니다. 23%의 사람은 행복하다고 말하고 있습니다.

67세의 의사는 50년 전에 익사 직전에 있었습니다. 그때의
일을 이렇게 말하고 있습니다.

"나는 살 수 없다고 생각했을 때, 말로서는 표현할 수 없는 마음
의 조용함과 평안한 기분이었다. 언제나 다시 한번 그 기분을 느끼
려고 생각하고 있다."

이상하게도 행복에 이르는 감정은 이미 자신은 살 수 없다,
운명에 맡기자고 생각하는 사람에게 나타나고, 노여움은 위험
속에서 어떻게든 살아남으려고 애쓰는 사람에게 나타나는 경향
이 있습니다.

63%의 사람이 자신은 현실적이 아니고 또한 이상한 경험을 하였다고 말하고 있습니다. 31%의 사람은 사고가 자신의 몸에 일어나고 있는 것 같지 않은 마음이었다고 하고 있습니다.

그러나 거기에서 일어나고 있는 일은 전원이 잘 이해하고 있습니다. 이 점은 진정한 임사체험하고는 분명히 다릅니다.

임사체험에서는 현실과 관계없는 터널에 들어간다든가, 빛을 본다든가, 신을 보는 경험을 하지만, 대단한 위험에 노출되었을 때의 의식변화는 주위 사정을 잘 알고 있으면서도 평소의 감각하고 다른 것을 느낀다는 것입니다.

예를 들면 전쟁에서 비행기가 적의 총격을 받아, 자신의 가까이에서 탄환이 폭발한 조종사는 "자신은 구름 위에 있어, 모든 광경을 보고 있는 듯한 기분이었다."라고 말하고 있습니다. 이렇게 그의 감각은 현실에서 유리되어도 주위의 상황은 이해하고 있었던 것입니다.

의식변화가 위기를 회피하는 좋은 방향으로 작용한 예가 있습니다. 월남에서 자신이 조정하는 전투기의 앞바퀴를 파괴당한 경험이 있는 비행사는 다음과 같이 말하고 있습니다.

"나는 바른 비행을 회복하는 데 필요한 조치를 3초 정도의 사이에 전부 생각해냈다. 자신이 해야 할 일은 전부 알았다. 나는 필요한 일은 모두 취하고 있다는 생각이 들었다."

이탈현상과 종교적 감정

극도의 위험을 당했을 때 64%의 사람이 이탈감을 느끼고 있습니다. 어느 등산가는 10m 정도 추락했을 때의 일을 다음과 같이 말하고 있습니다.

"긴 시간이 아니었는데 묘하게 조용한 상태에서 나는 아마 죽는 것으로 생각하였다. 낙하하고 있을 때, 마치 자신을 제3자같이 느끼고 있었다. 이것을 이해하기는 어려울 것이다."

또한 절반의 사람은 자신이 자신을 빠져나가 관찰자가 되어 있었다고 말하고 있습니다.

60%의 사람은 자신이 자신 이외의 힘에 지배되어 동작이나 사고가 기계적, 자동적으로 되었다고 말하고 있습니다. 자동차 사고로 죽어가던 젊은 여성은 이렇게 회상하고 있습니다.

"나의 속에 생이나 죽음을 결정하는 힘이 존재하는 것 같은 느낌이었습니다. 나는 그 존재에게 이야기를 하였습니다. 그리고 '나는 매우 감사하고 있다. 만일 이것으로 인생이 끝이라면 그것을 받아들일 작성이다'라고 말하였습니다."

다음은 과거의 파노라마식 회상입니다.

대부분의 경우, 정경은 벨트컨베이어를 타고 있는 것같이 계속 나타납니다. 또한 각각의 정경은 그때의 감정을 수반하고 재현됩니다. 대부분의 경우, 정경은 아름다운 것이지만 때로는 괴로운 기억도 재현됩니다.

이러한 것들 중에서 특히 흥미로운 것은 종교적 감정일 것입니다.

2차 세계대전 중 자신이 탔던 지프차가 독일군의 지뢰로 폭파된 남성은 당시의 일을 다음과 같이 말하고 있습니다.

"폭파 순간 나는 꼭 죽는 줄로 알았다. 그 이외는 아무 생각도 없었다. 반대로 생각과 마음만이 존재하는 것 같은 기묘한 상태에 빠지고 있었다. 나는 완전한 평안과 고요한 기분에서 아무것도 생각할 수 없었다. 오직 내 인생은 끝났으나 나의 마음은 계속 존재할 것이라고 생각하였다.

그때, 나는 시간이란 것은 전혀 느끼지 않았다. 또한 나의 존재는 극도로 정신적인 것이었기에 공간의 인식도 없었다. 내가 얼마나 평안함을 느꼈는지 얼마나 행복한 감정에 싸여 있었는지는 도저히 설명할 수 없다. 나는 이 감정이 계속 이어질 것으로 생각하고 있었다."

그러나 노이에스 박사는 이러한 종교적 감정을 갖는 것은 대체로 뇌에 타박이나 장해를 받은 사람이라고 말하고 있습니다. 자동차 사고나 추락에서도 머리를 다치지 않은 사람은 이러한 감정을 갖지 않았다는 것은 매우 흥미로운 사실이라고 생각합니다.

4. 사람을 살려주는 힘

강제수용소의 '생존자'

짐작이 가는 사람도 있으리라 생각하지만 중병을 체험하면 사물에 대한 사고법이 변합니다. 이것은 임사체험이 아니라도 생깁니다.

그러면 어떻게 사고가 변했는지 또는 회복을 보다 빠르게 하기 위해서는 주위나 본인은 그것에 어떻게 대처하면 좋은지가 의학, 간호학의 큰 문제가 됩니다.

그러기 위해서는 우선 중병에서 회복한 사람의 마음 변화를 아는 것, 그리고 살아남은 사람에게 공통되는 기분을 탐구하여 주위가 그것을 조장할 수 있도록 할 필요가 있습니다.

이것을 위해서는 임사체험의 보고도 필요합니다. 그러나 거기까지 가지 않더라도 생존의 위기를 무엇이 막아 주었는가는 인생의 큰 문제에 하나의 해답을 주는 일도 될 것입니다.

그러기 위해서 물리적 상황이 생명을 위협하는 장면을 다루는 것도 의미가 있다고 생각됩니다.

물리적이란 병 같은 것을 가리키는 것이 아니라 생활의 장 그 자체가 위험으로 충만되어 있다는 의미입니다. 그 가장 전형적인 예는 2차 세계대전 중의 나치 강제수용소일 것입니다.

1976년, 디 프레 박사는 『생존자(Survivors)』란 책을 냈습니다. 책에서 나치 강제수용소의 생존자들을 극명하게 조사하여 그들에게는 어떠한 특징이 있는가 또한 어떤 생각을 갖고 있는가를 보고하였습니다.

우선 중요한 것은 그 비참한 상황에서 살아난 연대감, 상호

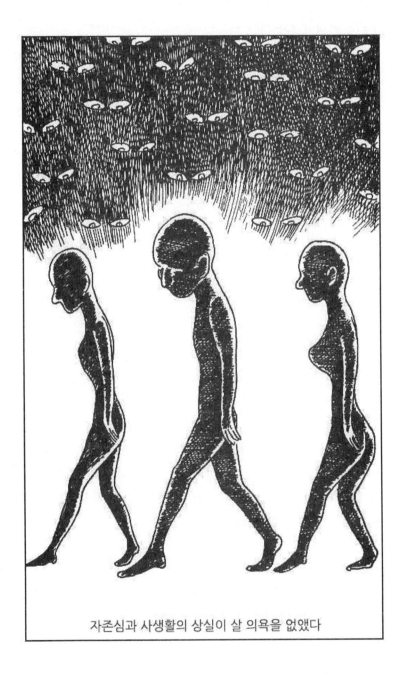

자존심과 사생활의 상실이 살 의욕을 없앴다

의존의 감정입니다.

디 프레 박사는 이러한 극한상황에서의 생존자는 집단적 노력의 결과라고 말합니다. 또 그는 인간으로서의 존엄을 상실하거나 프라이버시를 상실하는 것은 살아가는 의욕을 상실하는 최대의 요인이라고 분석하고 있습니다.

실제로 나치는 인간이 어디까지 동물이 될 수 있는가를 조사하기 위하여 여성의 머리를 자르고, 나체로 길을 걷게 하거나, 언제나 완전한 감시 하에서 행동하게 하거나, 굶주림 때문에 비인간적인 행동을 하는 것을 기다리도록 하는 일을 반복하였습니다.

그러면 이러한 상황임에도 불구하고 살아가는 힘을 되찾는 것은 어떤 경우일까요?

디 프레 박사의 분석으로는 사람들이 서로 접촉을 가질 때, 점차로 비인간성에서 회복되었다고 말하고 있습니다.

또한 '산다'는 것 자체에 의미를 발견한 사람도 살아남았다고 합니다. 예를 들면 '이러한 지독한 환경과 처우를 세상에 알려서 이러한 일이 두 번 다시 생기지 않도록 할 것이다. 그러기 위해서 나는 살아야 한다.'라는 생각은 살아남은 사람들의 가장 큰 힘이었다고 합니다.

또한 자신의 인간성이 붕괴되는 것에 완강하게 저항한 사람들도 많이 살아남았습니다.

죽음의 자각과 인생관의 변화

또 한 가지 흥미로운 것은 강제수용소에 들어간 사람들이 받는 초기의 쇼크입니다.

많은 사람은 이 단계에서 죽고 맙니다. 이때 자신을 상실하지 않고, 대중심리에 말려들지 않은 사람이 보다 많이 살아남았습니다.

이러한 것은 중병을 체험한 사람에게서도 볼 수 있습니다. 처음에 자신의 병이 심하다는 데 쇼크를 받아도 그것을 부정하거나 받아들이는 동안에 자신의 감정을 전체로서 규모 있는 것으로 만들어 나간다고 합니다.

이러한 경험에서 미국의 라드가스대학교 간호학과의 도로시 스미스 교수는 중병을 앓은 환자가 어떻게 변하였는가를 조사하였습니다. 대상은 44명의 외과적 중병 환자와 31명의 정신과 환자였는데 여기에서는 외과적 중병 환자의 자료만을 제시하겠습니다.

질문은 다음과 같은 내용입니다.

(1) 당신은 병 이후에 인생의 목적 등이 변하였습니까?

(2) 회복을 위해 자기 자신이 무엇인가를 하였습니까?

(3) 회복을 방해한다고 생각하는 것이 무엇인가 있었습니까?

(4) 타인에 대한 태도는 병의 전후로 변했습니까?

그 결과 66%의 사람이 인생에 대한 가치관이 변했다고 답하고 있습니다. 어떤 남성은 다음과 같이 말하고 있습니다.

"나는 지금까지 전력을 다해 일해 왔습니다. 언제나 바쁘게 노력해 왔습니다. 그러므로 나 자신을 위한 시간은 없었습니다만 앞으로는 더 가족과 인생을 즐기려고 생각합니다.

나는 자신이 해온 일이 진정으로 자신이 하고 싶어 한 일이었을까 하고 반성하고 있습니다. 지금부터는 가정생활을 더욱 좋게 하려고 생각하고 있습니다."

중병 환자의 대부분은 인생관의 변화를 죽음의 자각, 인생의 유한성의 인식 때문이라고 하고 있습니다. 어떤 사람은 이렇게 말합니다.

"죽기 전에 이런 생각이 나리라고는 꿈에도 생각하지 않았다. 그러나 지금은 이번에는 살아났으나 죽음은 언제라도 볼 수 있는 것이라고 생각하게 되었다."

한편 34%의 사람은 인생관은 변하지 않았다고 답하고 있습니다. 인생관이 변한 것은 닥쳐오는 죽음을 자각한 사람이나 '바닥이 났다'는 느낌을 가진 사람뿐입니다.

또한 병의 직후에는 인생관에 변화가 없었다는 사람도 얼마 있다가 변화를 말하는 경우도 있습니다.

타인에 대한 관심

다음은 타인에 대한 생각입니다. 70%의 사람은 타인에 대한 느낌, 생각이 변했다고 답하고 있습니다. 이것은 대체로 다가오는 죽음을 자각한 사람들입니다. 그들은 한결같이 타인이나 사회에 대하여 보다 관심을 가졌다고 말합니다. 어느 부인은 다음과 같이 말하고 있습니다.

"어느 날 밤 배가 고파 부엌에 스낵을 가지러 갔습니다. 그랬더니 거기에 알지 못하는 사람이 있었습니다. 우리들은 서로 자신의 체험을 이야기하였습니다. 이 일은 조금도 이상하게 느껴지지 않았습니다. 나는 내가 유방전체적출 수술을 하였다고 그 남자에게 설명하고 있었던 것입니다."

또 한 가지 자주 듣는 의견은 "자신은 다른 사람보다 얼마나 행복한가" 하는 것입니다. 이상한 일이지만 이것은 심한 중병이었던 사람들의 의견이었던 일이 자주 있습니다.

또한 어떤 중년의 남성은 심근경색에서 회복하여 자신이 주위 사람들로부터 얼마나 도움을 받았는지 모른다면서 울고 있었답니다.

한편, 26%의 사람은 주위 사람의 마음의 본질을 알고 나서 아연해 하고 있습니다.

자기 자신에 대한 감정으로 가장 많았던 것은 병이 생겨서 죄송하다는 죄의식입니다(21%). 많은 사람은 더 빨리 치료를 받았으면 좋았다고 생각하고 가족이나 아이들에게 미안하다고 생각하고 있습니다.

또 한 가지 흥미로운 것은 임사체험과 동일하게 자연이 아름답게 보이고, 감각이 예민해졌다는 사람이 있다는 점입니다. 이것도 일종의 감각 변화라고 말할 수 있을 것입니다.

회복능력을 높이려면

이상의 사실로서 스미스 교수는 중병자를 간호하는 사람은 이러한 감각, 느낌을 중요시하여 본인의 회복능력을 높이도록 해야 할 것이라고 다음과 같이 제언하고 있습니다.

(1) 환자에게 자신의 가치관의 변화를 말하게 한다.

(2) 이러한 것(증상)은 자신만이 아니고 타인에게도 일어나고 있다는 것을 자각시킨다.

(3) 환자끼리 서로 그러한 변화에 대하여 토론시킨다.

⑷ 타인에 대한 관심을 증가시킨다.

⑸ 자연을 보는 식견이 달라졌다는 체험을 자각시키기 위해 밖으로 데리고 나가, 자연의 아름다움을 새삼스럽게 인식시킨다.

⑹ 주위 사람은 언제나 명랑하게 행동한다(환자의 간호사에게 바라는 첫 번째 요구는 명랑하게 행동해 달라는 것입니다).

⑺ 간호사의 기술, 지식에 신뢰를 갖게 한다.

⑻ 환자와 가족의 대화를 촉진시킨다.

이러한 것은 참으로 좋은 충언이 아닌가 생각합니다.

4장
임사체험과 뇌

1. 대뇌피질과 인간의 감정

사회적 서열에 관계하는 R복합체

여기까지 읽은 독자는 임사체험이나 위기적 상황의 자각 하에서 일어나는 현상에는 공통점이 많다고 틀림없이 느꼈을 것입니다. 즉 임사체험은 우리들의 대뇌생리하고는 무관한 완전히 신비적인 체험은 아니라는 것입니다.

임사체험을 생리학적으로 설명하는 것은 매우 어려운 작업입니다. 그 이유 중 하나는 만일 이것에 동양에서 말하는 깨달음의 경지와 비슷한 것이 있다면 그것은 전적으로 직관적인 것이기 때문입니다.

그렇지만 그중의 몇 가지의 감각은 생리학적으로 설명할 수 있을 것 같습니다. 가령 다음과 같은 것이 임사체험에 관계됩니다.

　⑴ 공포와 노여움

　⑵ 쾌감과 불쾌감

　⑶ 뇌내 마약

　⑷ 수면과 꿈

이런 것을 순서대로 설명하겠습니다.

우리들의 뇌는 우선 파충류에서 볼 수 있는 R복합체로서 발달하였습니다. R복합체란 파충류(Reptile)의 뇌란 뜻입니다.

이것은 인간으로 말하면 대뇌기저핵과 뇌간에 해당합니다. 기저핵은 대뇌의 내부에 있는 신경세포의 집단이며 〈그림 4-1〉의 시상의 위쪽에 있습니다.

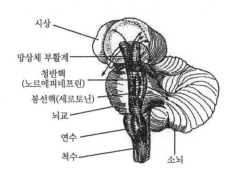

시상

망상체 부활계

청반핵
(노르에피네프린)

봉선핵(세로토닌)

뇌교

연수

척수

소뇌

〈그림 4-1〉 뇌간부의 확대도

사람의 경우는 피각이 바깥쪽에 있고 그 위에 대들보같이 미상핵이 존재하며 피각을 둘러싸고 있습니다. 이 미상핵과 피각을 함께 선조체(線條體)라고 하며, 그 안쪽에 담창구(淡蒼球)가 바깥쪽과 안쪽으로 갈라져 존재하고 있습니다.

또한 미상핵의 뒤쪽에 흑질(黑質)이라 하여 육안으로도 검게 보이는 핵이 있습니다. 선조체, 담창구, 흑질, 시상하핵을 합쳐서 대뇌기저핵이라 부르고 있습니다.

인간의 경우는 운동에 관계있는 신경세포의 집단으로 되어 있으나, 파충류 등에서는 자기보존과 종속 유지에 관계하고 있습니다. 그 작용의 대표적인 것은 자신의 생활범위의 확보(생활영역의 유지), 으르렁거리기, 먹이 사냥, 먹이 저장, 우호관계의 유지, 무리 짓기 등입니다.

미국 국립위생연구소의 폴 맥크린 박사는 R복합체의 명명자인데, 이런 것은 인간에게서도 모두 볼 수 있다고 합니다. 즉, 이러한 것의 본능이 잊힌 언어처럼 우리들의 뇌 속에 프로그램되어 존재한다고 맥크린 박사는 말하고 있습니다.

또한 인간이 갖고 있는 각종 의식, 가령 서로 끌어안고 인사하는 일, 혹은 권위에 대한 숭배, 사회의 서열 등은 이 본능에 의한다고 합니다.

다람쥐원숭이의 시위행동

맥크린 박사는 이 문제를 해명하기 위해 다람쥐원숭이의 사회성을 연구하였습니다.

다람쥐원숭이는 구애나 공격 시 어떤 시위행동을 합니다. 시위란 공갈의 태도나 애정의 표현 등입니다. 강한 다람쥐원숭이는 고성을 지르면서 다리를 벌려 발기한 페니스를 상대 원숭이에게 향하게 합니다. 이 성적반응은 성 자체와는 관계가 없습니다. 자신의 우월을 나타내기 위한 것입니다.

며칠 전 NHK의 뉴스 중에 '지도자의 조건이란 무엇인가' 하는 보도가 있었습니다. 무슨 이야기인가 하고 생각해 봤더니 불곰의 이야기였습니다.

불곰은 야생일 때는 무리를 이루지 않고 각각의 가족이 딴 곳에서 생활하고 있으나, 동물원 속에서는 집단생활을 하지 않을 수 없습니다. 그러므로 집단에는 서열이 생기고 왕초 곰이 출현합니다.

그러나 몇 년이 지나면 젊은 곰이 대두하여 왕초의 자리를 뺏는다는 것입니다. 1991년의 봄이 바로 그때여서 현재의 왕초 곰과 전자 두 마리 사이에 1개월에 걸친 싸움이 전개되었습니다.

그중의 한 마리는 일찍 탈락하고 도전자는 한 마리가 되었으

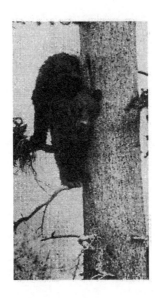

불곰은 야생에서는 무리를 이루지 않으나……

나 결전 시에 놀랍게도 낙오한 한 마리가 현 왕초 곰 쪽에 붙어 두 마리로서 도전자를 격퇴시켜 결국 현 왕초 곰이 재차 왕초의 자리를 차지하였습니다.

이때, 승리자인 왕초 곰은 왕초의 산 정상에 올라가 양손을 들고 서서 등을 벽에 문지르면서 페니스를 세워 배뇨하였습니다. 이런 것이 전형적인 시위행동입니다.

그런데 곁들여 말하자면 지도자의 조건은 ① 강함 ② 통솔력 ③ 인격자(능력자?)인 듯합니다.

동물행동의 저장고

그런데 이야기를 다람쥐원숭이의 경우로 되돌리면, 원숭이의 집단에 새로운 원숭이가 나타나면 전체 원숭이가 신참 원숭이에 대해서 시위행동을 취합니다.

만일 이 신참자가 따르지 않으면 전원이 공격하여 신참자는 죽을 때까지 학대받습니다. 그러므로 신참자는 대부분의 경우 항복이나 복종을 의미하는 머리를 숙이는 자세를 취합니다.

이러한 것이 사람에게도 해당하는데 그것이 성기 콤플렉스입니다. 남성의 성기 콤플렉스는 남성에 대해서도, 여성에 대해서도 있으며, 자신의 성기는 작다고 고민하고 그 때문에 사교성이 없어지거나 다른 많은 일로 열등감을 갖기 쉽게 된다는 예가 많습니다.

다람쥐원숭이의 시위행동은 생후 2일에 벌써 나타난다는 것입니다.

또한 어미에게서만 자라고 수놈과 접촉한 일이 없는 원숭이에게도 나타나므로 다른 수놈의 시위행동을 보고 배우는 것도 아닙니다. 뇌에 내장된 프로그램에 의한 것으로 여겨지고 있습니다.

다음으로 맥크린 박사는 원숭이 앞에 거울을 놓고 자신의 모습을 보게 하였습니다. 그랬더니 원숭이는 자신의 모습에 대해 시위행동을 취했습니다. 이 경우에 시위행동의 정도는 객관적으로 측정할 수가 있습니다. 그러기 위해서는 지른 소리의 크기, 또 다리를 벌리는 방법의 정도를 측정하는 것입니다.

그리고 이번에는 뇌의 여러 장소를 절제하여 어느 장소가 이러한 행위에 관계하고 있는가를 조사하였습니다.

대부분의 경우, 뇌의 여러 부위를 절제해도 시위와는 전혀 관계가 없었습니다. 그러나 R복합체를 절제하면 시위행동은 정지하였습니다. 특히 담창구를 절제한 경우에는 그것이 현저하

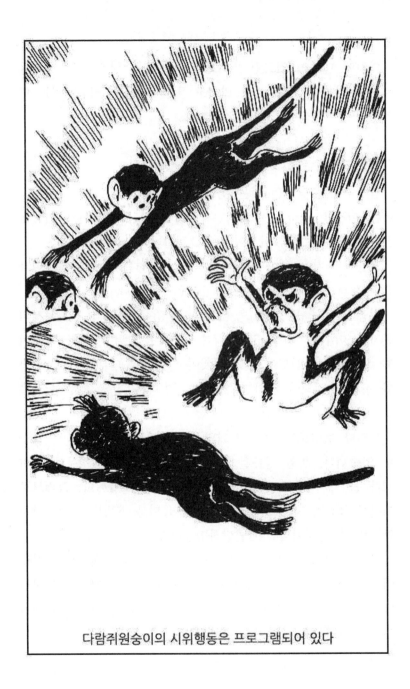

다람쥐원숭이의 시위행동은 프로그램되어 있다

였습니다.

이것에 대하여 맥크린 박사는 "R복합체는 일부 종의 동물에서 행동의 저장고다."라고 말하고 있습니다. 즉 시위행위는 여기에 프로그램되어 있다는 것입니다.

대뇌피질의 역할과 구조

담창구에 해당하는 것은 인간에서는 대뇌피질입니다. 담창구에는 이것을 자극하는 외적인자, 가령 다른 원숭이가 가까이 온다는 현상에 따라 반응이 프로그램됩니다.

인간의 경우는 편견이나 타인을 비웃으려는 행위나 무엇인가 흉내 내려는 행위가 이것에 속한다고 말합니다.

인종이나 체형, 색채 등에 의한 편견은 현재의 사회문제의 근저를 이루는 것이라고 합니다. 그러나 만일 이러한 편견이 뇌 속에 프로그램되어 있고 이것이 파충류일 때부터 계속 진화와 함께 유지되어 왔다면 편견을 없앤다는 것은 매우 어려운 문제인 것같이 생각됩니다.

그러나 현실로는 다른 사회의 사람들과 함께 생활하지 않을 수 없습니다. 또한 상대를 놀라게 하지 않으려는 경우에도 기회가 올 때까지 꾹 참을 필요가 있을지도 모릅니다. 그러므로 지금까지의 파충류적 본능을 억제하여 너무 제멋대로 행동하지 않도록 하는 대뇌피질이 발달하였습니다.

이 뇌도 하등한 포유동물의 경우는 R복합체를 둘러싸는 것같이 존재하나 점점 고등하고 많은 기능을 필요로 하면 대뇌피질은 점점 면적이 커집니다. 그러나 뇌 전체의 용량에는 한계가 있으며 구조상의 고안이 필요하게 됩니다.

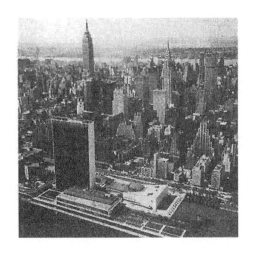

뉴욕의 조감

크기는 변하지 않고 용량을 크게 한다

인간은 영장류의 원숭이(사람상과)에서 진화하여 초원으로 나와 직립보행을 하게 되었습니다. 그러나 사람이 걸으면 양발이 평행하게 되므로 산도가 좁아집니다. 그러면 큰 두개골을 가진 아이를 낳을 수 없으므로 뇌의 크기를 적절하게 유지할 필요가 있습니다. 그 결과 뇌는 성장해도 크기는 확대되지 않도록 하는 방책이 취해집니다.

하나는 주름을 만드는 일입니다. 대뇌피질은 구(構)라고 불리는 홈과 그 사이에 있는 회(回)라고 불리는 평면으로 이루어집니다.

마치 뉴욕 거리를 위에서 본 것 같은 것입니다. 각 빌딩의 벽을 피질로 본다면 솟아오른 빌딩은 벽의 면적을 크게 하는 데는 가장 좋은 방법입니다.

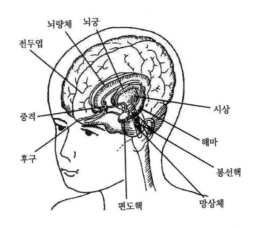

<그림 4-2> 변연계의 위치

그러므로 피질의 98% 이상은 구의 깊은 곳에 파묻혀 있습니다.

둥근 경계—변연계

그런데 이 피질은 어디나 균일한 구조를 하고 있는 것이 아니라 오래된 피질은 6층, 새로운 피질은 7층으로 되어 있습니다. 이것을 구성하고 있는 세포에는 신경세포와 신경교세포(글리아)가 있으나 글리아(세포)도 현재에는 뇌의 기능에 적극적으로 관여하고 있다고 합니다.

예를 들면 영양 보급, 경련의 개시와 정지, 또는 신경세포하고의 정보 교환을 하고 있다고 합니다.

또 하나의 대뇌피질의 확대는 낡은 부분을 안쪽으로 밀어 넣고 있습니다. 그 결과 낡은 부분(해마, 편도핵, 시상, 중격, 망상체, 뇌궁 등)은 2개의 대뇌반구의 안쪽에 위치하도록 되어 있습니다.

이처럼 낡은 뇌의 피질은 뇌의 안쪽 면을 둘러싸는 것같이 존재하였습니다. 이 낡은 부분을 '윤(輪)'이든가 '둥글게 경계를 이룬다'라는 의미의 라틴어(Limbus)에서 Limbic System(변연계)라고 불렀습니다. 이 명칭도 1952년 맥크린 박사에 의해 지어졌습니다.

변연계와 노여움, 두려움

변연계는 원래 냄새에 관계되는 것으로 여겼습니다. 그러나 그 후 변연계는 냄새보다도 훨씬 큰 역할을 담당하고 있다고 생각하게 되었습니다.

각(미각, 시각, 통각, 온각, 냉각 등), 청각, 피부감각, 운동야 등의 피질하고의 사이에 그다지 신경연락이 많지 않다는 점입니다. 그러므로 정동은 한 번 개시하면 좀처럼 의지의 힘으로는 정지할 수 없습니다. 또한 아무것도 없는데 갑자기 노할 수도 없는 것입니다.

그 신경의 연락은 변연계의 내부에서 서로가 자극하여 형성되어 있다는 것이 특징입니다.

변연계의 기능에는 섭식행동, 성행동, 노여움과 두려움의 정동, 동기유발 같은 것이 있습니다. 그러나 여기에서는 임사체험과 관련하여 노여움과 두려움에 대하여 설명하겠습니다.

노여움과 두려움은 밀접하게 관계하고 있습니다. 동물을 관찰하면 외적에게 습격당했을 때는 노한 표정, 태도를 나타내고 싸우려 합니다. 그러나 상대가 너무 강하면 두려움을 갖고 도망치려고 합니다.

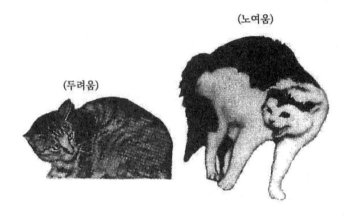

(노여움)

(두려움)

〈그림 4-3〉 편도핵을 자극받은 고양이의 반응

동물의 시상하부의 일부와 변연계의 일부인 편도핵을 자극하면 공포의 반응을 나타냅니다(그림 4-3). 한편, 정상이라면 생겨날 공포의 반응이 편도핵을 파괴하면 생겨나지 않게 됩니다.

다음은 노여움인데 동물의 시상하부의 복내측핵과 증격핵을 손상하면 동물은 사소한 일로도 노하게 됩니다. 한편, 편도핵의 자극으로도 노여움을 일으킵니다. 반대로 편도핵을 절제하면 부드럽고 온화해집니다.

인간의 경우는 편도핵에 이상이 있는 환자는 매우 광폭하고 돌연히 화를 내고 떠듭니다.

마크 박사와 어빈 박사는 2명의 간질환자의 측두엽에 대해서 보고하고 있습니다.

그것에 의하면 간질 발작 시 편도핵에는 이상한 전기활동이 보였습니다. 또한, 편도핵에 전극을 파묻고 자극하였더니 노여움의 발작이 일어났습니다. 전극을 편도핵의 바깥쪽에 놓았더

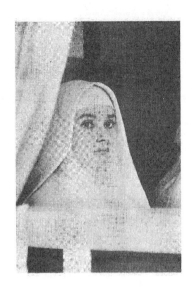

『수녀이야기』의 오드리 헵번

니 후끈후끈한 따뜻한 느낌이 생겨났다고 합니다.

그리고 두 사람 모두 편도핵을 절제하였더니 발작이 멈추었습니다.

또한 데르가르드 박사는 생후 18개월에 뇌염에 걸린 20세의 여성에 대하여 보고하고 있습니다.

그녀는 심한 폭력적인 발작을 언제나 일으키고 있었습니다. 이 발작은 돌연히 생기므로 전혀 예측할 수 없었습니다.

오드리 헵번 주연의 영화 『수녀이야기』에서 그녀가 위험인물로서 감금되어 있던 여성의 방에 들어가니 돌연히 그 여성이 폭력적으로 변하는 장면이 있습니다. 바로 그것과 같은 증상입니다.

이 여성의 뇌에 이상이 있는가 여부를 조사하기 위해 편도핵과 해마에 전극을 파묻었습니다. 그 결과, 편도핵과 해마에 이상한 전기활동이 있다는 것이 발견되었습니다.

그녀가 기타를 치고 있을 때, 오른쪽 편도핵을 자극하면 그녀는 갑자기 기타를 내던지고 화를 내면서 떠듭니다. 이 발작을 일으키는 동안 그녀는 벽을 두드리고, 그 후 몇 분 동안 방을 걸어 다니다가 점차 조용해지고, 얼마 후에 보통 때의 쾌활한 활동으로 되돌아갔습니다.

이상으로 우리들이 공포를 느끼거나 상대에 대하여 노하는 것은 낡은 뇌에 있는 대뇌변연계의 작용이라는 것을 이해했다고 봅니다.

쾌감과 불쾌감

쥐의 뇌 일부에 전극을 파묻고 쥐가 손잡이를 누르면 전극의 끝부분이 자극되도록 해놓습니다. 이때 만일 쥐가 한없이 손잡이를 누르고 있다면 전극을 묻은 부위의 자극에 의해 쥐는 쾌감을 일으키고 있기 때문이라고 생각됩니다. 이것이 유명한 올즈 박사의 실험입니다.

이 실험에 의해 쥐에게 쾌감을 일으키는 부위가 전두엽의 피질에서 미상핵, 시상하부, 중뇌에 이르는 안쪽이란 것을 알았습니다.

한편, 이 장소의 약간 바깥쪽에 전극을 넣으면 쥐는 손잡이를 누르면서 자기 자극하는 것을 싫어합니다. 즉 회피운동을 합니다. 이러한 부분은 후시상하부의 바깥쪽 분절, 중뇌배측부 등에 있습니다.

가령 쥐 시상하부의 바깥쪽에 전극을 넣고 자극하면 쥐는 공포와 노여움이 섞인 반응을 나타냅니다. 이것이 쥐에게 있어 불쾌한 감정이란 것은 쥐가 자신이 손잡이 누르는 것을 멈추는 것으로도 알 수 있습니다.

쥐의 뇌를 조사하면 손잡이를 계속 누르는 쾌감의 영역은 불쾌의 영역보다 훨씬 크며, 뇌 전체의 35%에 이르고 있습니다. 그것에 반해 불쾌 영역은 5% 정도입니다.

인간이나 원숭이의 경우, 쾌감을 느끼는 장소는 편도핵의 바깥쪽이고 노여움이나 공격을 명령하는 부위는 편도핵의 안쪽입니다. 그러나 유인원에서 사람으로 진화하는 과정에서 쾌감 쪽이 크게 증가하였는데 노여움 쪽은 별로 늘어나지 않았다는 사실을 알았습니다.

이것은 어떤 것을 의미하는 것일까요?

동물에게 있어 행복이나 쾌감이란 것은 존재의 큰 이유입니다. 따라서 동물의 뇌가 무엇인가 자극에 대해 보다 쾌감을 얻는, 즉 쾌감 중추 쪽이 불쾌의 중추보다 훨씬 크다는 것은 행복감을 갖기 쉬운 동물 쪽이 존재에 적합하다는 것입니다.

인간에서도 쾌감을 느끼는 영역이 더욱 증대하였다는 것은 역시 투쟁적인 사람보다도 우호, 융화를 희구하는 사람 쪽을 사회에서 원하게 되었다는 것입니다.

그 결과 뇌가 여러 가지 자극을 받았을 때, 쾌감 중추를 자극하는 확률 쪽이 공포심이나 노여움을 유발하는 부위를 자극하는 확률보다 크다는 일이 생깁니다.

필자는 이것이 임사체험 등에서 뇌가 이상으로 자극되었을 때에 쾌감이나 행복감을 갖는 것이 공포심을 느끼는 경우보다 많은 이유일 것이라고 생각하고 있습니다.

그런데 우리들의 쾌감에 대해서는 최근에 뇌내 마약의 작용이 주목받았습니다. 다음은 그것을 알아보겠습니다.

2. 뇌내 마약과 통증

야마오카 뎃슈우의 좌탈

최근, 뇌내 마약에 대해서는 특히 통증과 관련하여 설명되는 일이 많은 것 같습니다. 아픔에 대해서는 다시 나중에 말하겠지만 여기에서는 유명한 야마오카 뎃슈우의 경우를 소개하겠습니다.

야마오카 뎃슈우는 좌탈(坐脫 : 좌선을 한 채로 사망하는 것)하였지만 문하생인 구와바라 씨의 수기에 의하면 다음과 같은 경위였다고 합니다.

야마오카는 위암이라고 진단되어 음식물도 목구멍을 통하지 않게 되었는데, 의사는 위암, 위암이라고 말하나 위암 중에도 좋은 것도 있다네 등, 장난기가 넘치는 시를 쓰기도 하였습니다.

병문안객이 큰 방에서 대응하고 돌아갈 때는 반드시 현관까지 바래다 드렸습니다. 내객의 여가에는 사경(寫經)을 하고 있었습니다.

뎃슈우는 1886년 5월쯤부터 건강이 좋지 않았으므로 의사의 권고로 7월 31일까지 3만 매의 휘호를 쓴 다음에는 외부로부터 의뢰하는 휘호는 전부 거절하기로 하였습니다. 그 사이에 너도 나도 하면서 밀려드는 의뢰자들은 그칠 줄을 모르고, 아침 제일 먼저 온 사람부터 번호표를 순번으로 주었다는 기사가 같은 해 6월 3일자의 『도쿄일일신문』에 실려 있습니다.

　그 후는 다니나카의 전생암들로부터 신청된 분만은 예외로 썼으나 전생암에게 전해진 수취서에 의하면 예외로서 쓴 것이 5개월 동안에 10만 1,380매에 이르렀다고 합니다.

　그가 그 당시 쓴 한시에는 다음과 같은 것이 있습니다.

二豎何因此躬煩

暴飮暴食害空

苦轉樂觀自在

生死天任褥中臥

　그러므로 그가 절대 통증을 느끼지 않고 있었다는 것이 아니라 아픔도 역시 수행으로 생각하고 있었던 것 같습니다.

　1888년 7월 19일 아침, 아침까마귀 소리를 들으면,

배가 부르니 괴로운 속에서도

아침까마귀

라는 세상을 떠나는 단시를 읊었습니다.

　그런데 이 시는 문인 일동에게 물의를 일으켰습니다. 즉 선생 정도의 거인의 하직 시에 '괴로운'이라는 말이 있다는 것은 납득할 수 없다는 것입니다. 그리고 "사실 그처럼 유유하고 있다. 이것은 세상에 내지 않는 것이 좋겠다."라고 결정해 버렸다고 합니다.

　그 후 천룡사의 가잔 스님이 왔을 때 "뎃슈우 거사 임종 때, 무엇인가 남긴 것이 없었습니까?" 하고 묻기에 일동은 할 수 없이 '아침까마귀' 시를 내어 놓았다는 것입니다.

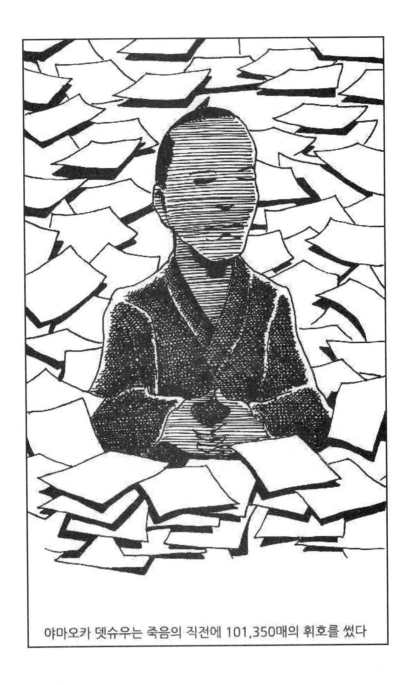

야마오카 뎃슈우는 죽음의 직전에 101,350매의 휘호를 썼다

가잔은 그것을 보고 찬탄하고 그 의미를 가인이나 문하생에
게 설명하고 일동은 그것을 듣고 안심하였다고 합니다.

또한 구와바라 씨는 다음과 같이 쓰고 있습니다.

"돌아가신 후의 스승은 뜻하고는 다르신지 얼굴에 미소를 짓고,
손에는 부채를 잡고 단연히 앉아 있으므로 조문객은 모두 돌아가셨
다는 사실을 의심할 정도였습니다."

약간의 임사체험이 있었던 것 아닐까 하고 생각이 나게 하는
기술입니다.

아픔을 약하게 하는 엔도르핀

마약의 대표격인 모르핀이 체내에 들어가 뇌 속의 마약수용
체와 결합하여 작용을 발휘하는 것은 이미 1973년에 알려져
있었습니다. 만일 그렇다면 뇌내 또는 체내에 원래 이 수용기
와 결합하는 마약 물질이 있었을 터라고 누구나가 생각하였습
니다.

1975년, 영국의 존 휴즈는 돼지의 뇌에서 마약수용기와 결합
하는 물질을 발견하였습니다. 그리고 이 물질을 엔케파린이라고
명명하였습니다. 이것은 티로신-글리신-글리신-페닐알라닌-메티
오닌이란 5개의 아미노산으로 이루어진 펩티드였습니다.

같은 무렵에 다른 뇌내 마약이 발견되어 이것은 엔도르핀이
라고 명명되었습니다. 이것은 알파, 베타, 감마의 3종류가 있
고, 그중에서 가장 작용이 강한 것은 베타엔도르핀이었습니다.
이것은 31개의 아미노산으로 되며 그 진통효과는 모르핀의
6.5배나 됩니다.

또한 이 물질의 구조를 조사하니 N말단에서 나와 있는 5개

의 아미노산은 엔케파린과 같은 것이었습니다.

그러면 이러한 엔도르핀에는 어떤 작용이 있는 것일까요?

현재 엔도르핀 등의 가장 중요한 작용은 통증을 약화시키는 점에 있다고 합니다.

우리들의 피부가 자극받으면 자극은 전기적 흥분이 되어 통각의 수용기에서 통각신경을 통해 뇌를 향해 상행합니다. 그리고 척수 뒤쪽의 후각(後角)이라는 데로부터 척수에 들어가 여기서 다음의 신경세포로 연락됩니다(그림 4-4).

물론 연락은 시냅스(세포간극)에서 이루어지나, 이때 감각의 신경섬유는 P물질이란 것을 전달물질로서 분비합니다. P물질도 11개의 아미노산으로 이루어진 펩티드입니다.

그런데 이 통각신경섬유의 말단 가까이에는 엔도르핀을 분비하는 세포가 있어, 이것이 동시에 분비되어서 통각신경의 P물질 분비를 억제합니다.

같은 일은 중뇌(중뇌수도 주위의 회백질)에서도 생기며 또한 변연계에서도 생기는 듯합니다.

실제로 중뇌의 이 부분에 모르핀을 투여하면 통증이 약해지며, 이 부분을 전기자극하면 엔도르핀의 분비를 초래하는 것이 발견되었습니다.

또한 쥐의 이 부분을 전기자극하면 쥐는 뜨거운 철판 위에서도 아무렇지도 않게 있다는 것을 알았습니다.

그런데 쥐를 상자 속에 넣고 때때로 전기쇼크를 주면 쥐는 스트레스 증상을 나타내고 위궤양에 걸리기도 합니다.

이때, 쥐에게 버저음을 들려준 다음에 전기쇼크를 주면 쥐는 버저가 울리면 반드시 쇼크가 온다는 것을 알고 있으므로 실제

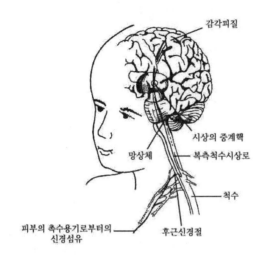

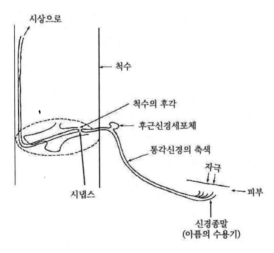

〈그림 4-4〉 통각의 신경경로

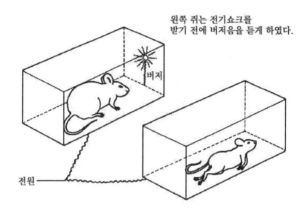

왼쪽 쥐는 전기쇼크를
받기 전에 버저음을 듣게 하였다.

버저

전원

〈그림 4-5〉 쥐에 쇼크를 주는 장치

로 전기쇼크를 받아도 스트레스 증상을 나타내지 않게 됩니다
(그림 4-5).

이때, 뇌 안 엔도르핀의 양을 조사해 보면 버저를 듣기만 해
도 쥐의 뇌 안 엔도르핀의 양은 증가해 있습니다. 즉 버저음은
쥐를 다음에 생길 통증에 대한 방위상태에 두고 있는 것입니
다. 그러므로 쥐는 버저음을 듣는 것만으로도 보다 강한 통증
에 견딜 수 있었습니다.

엔도르핀과 나록손의 관계

그렇다면 인간의 경우에 응용할 수 없을까요?

1977년에 미국 샌프란시스코에 있는 캘리포니아대학의 뇌외
과의들은 암 말기의 견디기 어려운 통증의 환자 중뇌(중뇌수도
주변의 회백질)에 전극을 묻어 놓았습니다.

만일 통증을 느낄 때는 전극으로 통하는 버튼을 누르도록 환

자에게 일러두었습니다. 6명의 환자가 가르친 대로 하였더니 버튼을 누르면 언제나 통증이 사라졌다는 것입니다.

그러나 이 효과는 전극을 묻어 둔 데 의한 것이지, 전기자극 하고는 무관하다는 반론도 있었습니다.

그러므로 대장암의 전이 때문에 강한 요통과 발의 통증으로 괴로워하는 51세 여성의 경우는 전원이 되는 배터리를 제거해 두었습니다.

통증이 올 때, 그녀는 버튼을 눌렀으나 통증은 사라지지 않았습니다. 그녀는 "기기가 고장 났다. 아픔이 없어지지 않는다."라고 외쳤습니다. 그러므로 배터리를 연결해 주었더니 바로 통증은 사라졌습니다.

그런데 1963년 미국에서는 나록손(Naloxone)이란 마약길항제가 합성되었습니다. 이것은 마약수용기와 결합하여 마약작용을 저해하므로 마약환자의 치료에 사용되었습니다.

그리하여 지금까지 전극을 묻었던 환자에게 나록손을 주사하였더니 환자는 즉시 통증을 호소하였습니다.

이때, 전극자극을 하지 않고 나록손만을 주사하여도 아무런 반응도 없었습니다. 즉 환자가 통증을 호소하고, 다음에 전기자극을 하여 통증을 없애려 하여도 나록손을 주사하면 통증은 없어지지 않는 것입니다.

이것은 전기자극이 뇌내 마약인 엔도르핀을 방출시켜, 이것이 마약수용기에 결합하여 통증을 억제하는 셈인데, 나록손이 존재하면 엔도르핀을 수용기에서 분리시키기 때문이라고 생각합니다.

침 마약의 원리

침의 효과에 의해서도 뇌내 마약은 조사되었습니다.

흔히 TV 등에서도 소개되지만 어떤 부위에 침을 놓으면 마취 없이도 통증을 호소하지 않고 수술을 할 수 있습니다. 이 이유로는 침이 경락에 닿았을 때는 뇌내 마약이 증가하기 때문이 아닌가 하는 것은 당연히 생각할 수 있습니다.

캐나다 토론토대학교의 신경생리학자 부르스 포메란츠 박사는 마취한 고양이를 사용하여 침의 효용을 조사하였습니다.

고양이 척수신경의 임펄스(방전)를 측정하고, 이때 고양이에게 침을 놓았습니다. 그리고 거기에 저전위의 전기자극을 주었습니다. 그랬더니 20분 정도에서 척수신경의 임펄스가 감소하였습니다.

즉 침의 자극은 척수 속을 통하는 신경의 전달량을 줄이는 것입니다. 이때, 마약길항제인 나록손을 주사하면 임펄스의 수가 증가하였습니다.

포메란츠 박사는 침자극이 하수체에서 엔도르핀의 방출을 높이고 있다고 생각하였으나 앞에서도 말했듯이 척수후각의 피부 감각신경 입구에도 엔도르핀을 방출하는 세포가 있으므로 이 반응은 국소적인 것일 가능성이 있습니다.

또한 경락이 아닌 데를 침으로 전기 자극하여도 이러한 일은 일어나지 않고, 이 피부자극에 의한 전도장해는 경락에 특이적이란 것을 알았습니다.

한편, 인간에게 실시한 통증실험에서 침은 통증의 느낌을 30% 저하시켰습니다.

통증불감증

그런데 흔히 통증을 전혀 느끼지 않는 사람의 경우가 보고됩니다. 이것은 선천적인 엔도르핀의 과잉증이 아닐까요.

미국 조지타운대학 신경과의 레스다크 박사는 F. L. 씨(여성)에 대하여 소개하고 있습니다. 그녀는 캐나다의 의사 딸이었는데 선천적 통각내성이라고나 할 통증의 불감증이었습니다.

2세일 때 혀끝을 이로 깊이 깨물었으나 아무렇지도 않았습니다. 3세일 때, 난방 기구 위에 앉아서 주위에서 놀고 있는 아이들을 보고 있었는데, 아무것도 느끼지 못해 큰 화상을 입었습니다.

10대가 되니 친구 앞에서 어깨관절 등을 탈구시키고 다시 제자리에 돌려 넣기도 하여 모두를 놀라게 하였습니다.

그녀는 29세일 때, 감염증에 걸려 사망하였으나 해부로는 특별한 소견이 발견되지 않고 원인은 불명인 채였습니다. 그러므로 결국, 이것은 엔도르핀의 이상증이 아닌가 하고 생각하였습니다.

분열병이나 울병에 대한 응용

또한 엔도르핀을 사용한 환자가 황홀상태가 된다는 것도 알았습니다.

통증에서의 해방, 정신적 황홀감이란 점에 착안하여 엔도르핀을 울병이나 분열병의 치료에 사용할 수 없을까 하는 사고가 생겨나는 것은 당연합니다.

엔도르핀의 수용체는 변연계에서 가장 많이 발견되므로 당연히 우리들의 정동하고 관계가 있을 것입니다. 어떤 사람은 편도핵에서 항상 일정량의 엔도르핀이 방출되고 있다는 것이 우리들을 극단의 울상태나 절망상태에서 지켜주고 있는 것이 아닌가 말하고 있습니다.

그러나 현재까지 울병이나 정신분열병이 엔도르핀수용체의 이상이나 대사이상에 직접 관계되고 있다는 증거는 없습니다.

1977년, 미국의 나탄 크라인 박사는 14명의 정신이상자에 베타 엔도르핀을 투여하였습니다.

박사는 레젤핀을 트란퀴라이저로 사용하기도 하였으나, 레젤핀은 인도의 사목(蛇木)에서 적출되는 것으로 처음에는 고혈압의 약으로 개발되었습니다. 그런데 이것을 사용하고 있는 환자가 울상태로 되거나 때로는 자살하는 일이 있다는 사실에서 이 약의 정신작용이 주목되었던 것입니다.

그 결과, 레젤핀에는 뇌내 세로토닌의 양을 감소시키는 작용이 있다는 것이 알려졌습니다. 반대로 여러 가지 망상에 사로잡혀 기분이 안정되지 않는 사람에게는 정신안정제로서 사용할 수 있는 것입니다.

한편, 세로토닌이 뇌내에 적어지면 울병이 된다는 가설에서 뇌내 세로토닌의 양을 증가시켜 울병을 치료하려는 시도가 이루어졌습니다.

세로토닌이 소량밖에 방출되지 않으므로 한 번 방출된 세로토닌이 될 수 있는 한 시냅스 공간에 존재하고 원래의 신경말단에 흡수되지 않도록 하자는 것입니다. 그러므로 세로토닌 수용체의 길항제를 사용하려는 방법이 생각되었습니다.

또 하나는 세로토닌을 분해하는 모노아민의 저해제를 사용하여 뇌내 세로토닌의 양을 높이려는 방법입니다.

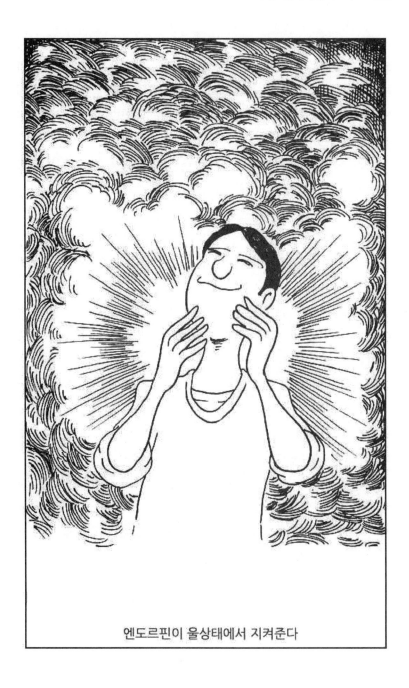

엔도르핀이 울상태에서 지켜준다

나탄 크라인 박사는 이 양쪽을 처음으로 시도한 정신약리학의 권위자입니다. 그는 정신분열병에서 광장공포증(가령 도로가 무서워서 건너갈 수 없는 사람)의 사람까지 많은 정신장해환자에게 엔도르핀을 투여하여 현저한 효과를 얻었다고 보고하고 있습니다.

그러나 이 연구하고는 전혀 반대되는 결과를 보고하는 사람도 있습니다. 스웨덴의 학자는 정신분열증과 조울병의 환자에서 뇌척수액 내에 엔도르핀 모양 물질이 증가하고 있는 것을 발견하였습니다. 이 환자에 나록손을 투여하였더니 병상은 개선되고 동시에 뇌척수액 중의 엔도르핀양도 감소하였다고 보고하고 있습니다.

이 결과는 정신분열병 환자 등에 엔도르핀 모양의 물질이 다량으로 생성되어 이것이 마약수용체와 결합하고 있다는 것을 의미합니다.

스웨덴 음살라대학교의 텔레니우스 박사와 윌스트롬 박사는 6명의 정신분열병 환자에게 나록손을 투여하였더니 환각이 극적으로 개선되었다고 보고하고 있습니다. 그러나 이 일은 아직 다른 학자에 의해 확인되지 않았습니다.

이상과 같은 사실로 생각하면 뇌내 마약인 엔도르핀도 임사체험에 있어 일정한 역할을 하고 있다고 생각할 수 있으나 임사나 죽음에 직면하는 것 같은 위기에 그렇게 다량으로 엔도르핀이 방출되는지의 여부는 아직 알려져 있지 않습니다.

3. 수면과 꿈

왜 꿈을 꾸는가

임사체험에서 보는 광경은 어쩐지 꿈이라고는 생각되지 않지만, 꿈을 꿀 때의 뇌 활동을 안다는 것은 임사체험의 이해에 있어서도 유익하다고 생각됩니다. 꿈과 임사체험은 어떤 관계가 없을까요?

동양에서 꿈은 오장육부의 피로라고 하고 있습니다. 또한 고대에서는 꿈은 신에 의해 이루어지는 것으로 생각되고 있었습니다.

기원전 4세기경 고대 그리스의 아리스토텔레스는 꿈은 수면 시에 나타나는 지적 활동이며, 그 내용은 꿈을 꾸는 사람의 주간 경험이나 본인이 언제나 마음을 쓰고 있던 일 등이 나타나는 것이라고 생각하였습니다. 따라서 잠시 동안의 단순한 소리나 냄새 등 자고 있는 사람에 영향을 미치는 자극을 확대하여 내포하고 있는 것이라고 보았습니다.

아리스토텔레스는 그의 저서에서 "사람이 만일 자고 있을 때, 무엇인가 원인으로 약간 몸이 따뜻해지는 일이 있으면 꿈 속에서는 가령 불이 난 것 같은 상황이 떠오르고 있다."라고 말합니다.

1861년 프랑스의 의사 알프레드 몰리는 3,000개 이상의 꿈의 예를 모아, 아리스토텔레스의 생각을 추진하였습니다. 몰리도 잠자고 있는 사람의 주변에서 생긴 사소한 소리 등이 꿈속에서는 이야기로 꾸며지고 있다고 생각했습니다.

그러나 꿈은 때로는 대단한 현실감을 띠고 있습니다. 업무를

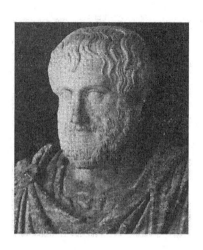

아리스토텔레스는 꿈은 주간의 경험이나 문제의식이 나타난다고 생각하였다

항상 생각하고 있는 사람은 업무의 성공을 눈앞에 두고, 어떤 이유로 실패하고 말 것 같은 꿈을 꾸며, 옛날에 괴로웠던 시험의 꿈 등은 대부분의 사람이 꾸었다고 생각합니다.

그러니 언제나 마음에 간직하고 있는 일, 혹은 회상하고 싶지 않은 일 등이 자고 있을 때 억제가 풀렸기 때문에 나타나는 것이 아닐까 하는 생각은 당연히 있을 수 있습니다.

꿈과 무의식—프로이트와 융

20세기 초, 오스트리아의 지그문트 프로이트는 『꿈해석』이란 책을 냈습니다.

거기에서 꿈은 무의식에서 생겨나며 사람이 주간 억제하고 있는 욕구나 망상이 꿈으로 나타나는 것이라고 하였습니다.

꿈속에서는 타인에게 폭력을 휘두르고 싶은 욕구나, 이혼당했거나 애인에게 버림받으면 곤란하다는 기분이 표면에 나와

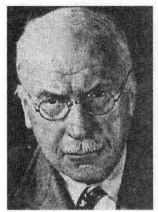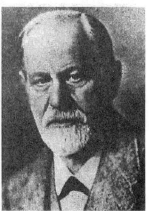

프로이트(오른쪽)와 융(왼쪽)은 꿈은 무의식에서 생긴다고 생각하였다

있습니다.

그러나 이러한 욕구나 감정은 너무나도 강렬하므로 그것이 그대로 나타나면 잠자고 있는 사람은 깨어납니다. 따라서 이 감정을 받아들인 것 같은 이야기가 될 것이라고 프로이트는 설명하였습니다.

또한 프로이트는 그러한 이야기를 해석하면 인간의 억제되었던 감정이나 사고를 알 수 있고, 만일 노이로제 등으로 고민하는 사람이 있으면 그 근저를 이루는 감정, 즉 환자의 의식을 왜곡하고 있는 무의식적 염원을 찾아낼 수 있지 않을까 하고 생각하였습니다. 그 후 스위스의 칼 구스타프 융은 무의식에 관한 사고를 한 단계 발전시켰습니다. 프로이트도, 융도 우선 마음이 어떤 사고를 갖고 있고, 그것에 다시 맞는 듯한 이미지나 감정이 더해져, 그러한 것을 둘러싸고 꿈이 이루어진다는 점에서는 생각이 일치하고 있습니다.

이 사고는 꿈은 마음속을 전하려고 한다는 아리스토텔레스 이래의 것이라고 할 수 있습니다.

바꾸어 말하면 꿈을 꾸고 있는 동안은 뇌가 쉬고 있기 때문에 뇌 속에 있는 미소한 활동이 여러 가지 이미지로서 나타나는 것이 됩니다. 그러나 잠자고 있을 때 뇌는 정말 쉬고 있는 것일까요?

렘수면

1952년 미국 시카고대학교의 유진 아세린스키 박사는 자고 있는 아들의 뇌파를 연구하였습니다. 그때 아들의 눈 가까이에 대고 있던 전극이 심한 동요를 나타내었습니다. 동시에 아들의 안구가 급속하게 좌우로 움직인 것이 관찰되었습니다.

이 빠른 눈의 움직임과 뇌파의 활동은 30분 정도 계속되고 2시간마다 나타났습니다. 그때 그는 아들을 흔들어 깨우니 아들은 마침 꿈을 꾸고 있는 중이었다고 말했습니다.

앞에서 말했듯이 그때까지는 우리들이 자고 있는 동안은 뇌는 쉬고 있다고 생각하고 있었기에, 이 뇌와 안구의 격렬한 활동은 뇌생리학자에게 충격을 주었습니다.

그 후 시카고대학교의 수면연구그룹의 장이었던 나다니엘 크라이트만은 "꿈에서 보는 환상은 수면의 어느 시기에 출현하는 뇌파활동에 불과하다."라고 주장하였습니다.

그러면 자고 있을 때, 뇌는 어떻게 되어 있을까요?

뇌의 표면에 전극을 대어 뇌파를 채취하면 눈을 감았을 때 규칙적인 파도가 나타납니다. 이것을 파라고 부릅니다. 눈을 뜨면 파도는 더욱 섬세해집니다. 이것은 눈을 떴을 때의 반응이

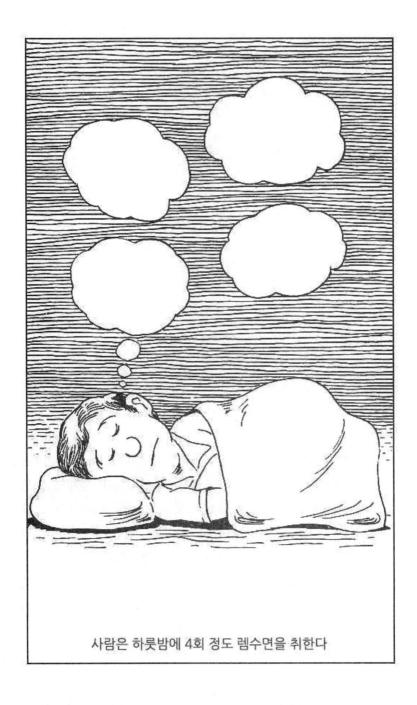

사람은 하룻밤에 4회 정도 렘수면을 취한다

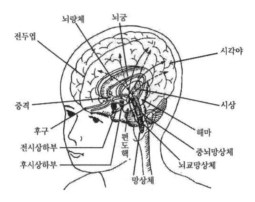

뇌량체　　뇌궁

전두엽

시각야

중격

시상

후구

해마

전시상하부

편도핵

중뇌망상체

후시상하부

뇌교망상체

망상체

… : 눈을 뜨는 자극. 중뇌망상체로부터는 뇌에 눈을 뜨게 하는 자극이
가해지고 있다. 이것이 적어지면 잔다(서파수면). 전, 후 시상하부는
이것을 조절하고 있다
→ : 렘수면의 자극. 뇌교망상체로부터는 후두엽에 자극이 전해진다.
이것이 렘수면이다

〈그림 4-6〉 망상체와 수면

라 하며 그때의 뇌파를 상파라고 부릅니다. 다시 잠이 깊어지
면 파도는 천천히, 그리고 커집니다. 이것을 서파수면이라고 합
니다.

　한편, 아세린스키가 발견한 '빠른 눈의 운동(Rapid Eye Movement
: REM)'을 수반하는 수면을 렘수면이라고 부릅니다. 렘수면은 모
든 포유동물에서 볼 수 있습니다. 물론 사람의 태아에서도 볼
수 있습니다. 또한 렘수면 도중에 사람을 흔들어 깨워, 렘수면
을 방해하면 다음 날은 렘수면의 회수가 많아집니다.

　이 렘수면의 뇌파는 우선 뇌교(중뇌의 약간 아래)의 망상체에
서 시작하여 더욱 상행하여 시상을 통해 대뇌피질의 후두엽이
라는 시각중추가 있는 곳에 이릅니다.

사람은 8시간의 수면 중에 4회 정도의 렘수면을 취하는데, 1회당 10분에서 40분 정도 계속됩니다. 그때의 격렬한 눈의 움직임이 있는 동안에 깨어나게 하면 대부분은 색채가 있는 꿈을 꾸고 있었다고 말합니다.

그러면 서파수면과 렘수면은 어디가 다른 것일까요?

우리들이 깨어 있는 것은 뇌간의 중추에 있는 망상체에서 대뇌피질로 언제나 자극이 일어나고 있기 때문입니다. 서파수면은 이 중뇌망상체에서 대뇌로의 자극 저하로 생깁니다. 이때에도 꿈을 꾸지만 기억하고 있지는 않습니다.

이전에는 이것만이 수면이라고 생각하고 있었으므로, 수면 중엔 뇌가 쉬고 있는 것으로 생각하였던 것입니다.

그러나 렘수면 시에는 뇌교의 망상체에서 뇌, 특히 후두엽에 자극이 일어나고 있는데, 이때 도리어 잠은 깊어져 있습니다. 이것을 나타낸 것이 〈그림 4-6〉입니다.

꿈을 구성하는 요소

미국 펜실베이니아대학교의 유틴 세르그만 박사가 많은 꿈을 분석하고 있으므로 그중에서 흥미로운 것을 소개하겠습니다.

꿈을 구성하는 요소는 하나의 뚜렷한 이미지와 꿈 전체를 흐르는 어떤 종류의 감정이 있습니다.

"나는 영국의 어떤 마을에 있었습니다. 그리고 그곳의 궁전 끝에 서 있었던 것입니다. 눈앞에 거대한 전나무가 있고 이것은 하늘까지 다다르고 있는 듯했습니다. 그것을 밑에서부터 쳐다보고 있으니 그 정상 위에 하늘이 보였습니다."

이처럼 무엇인가 거대하고 인상 깊은 이미지는 우리들의 꿈

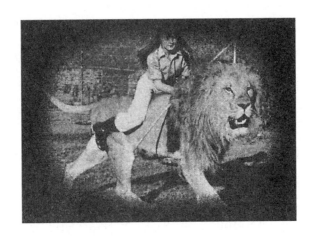

나의 아이들은 맹수하고 놀고 있었습니다

속에 자주 나타납니다. 가령 끝없이 이어지는 길, 거대한 비행기 등입니다.

그리고 꿈을 분석하면 그 주위에 있는 광경, 가령 집이나 가로수 등은 별로 뚜렷한 영상을 보여주고 있지 않습니다.

또 하나는 전체를 흐르는 감정입니다.

이것을 조사하려면 한 번 렘수면 중에 눈을 뜨게 하여 꿈 이야기를 말하게 하고 다시 잠들게 합니다. 그리고 잠시 있다가 다시 깨어나게 하여 또 꿈 이야기를 하게 합니다.

"나의 아이들은 맹수와 놀고 있었습니다. 그러는 동안에 맹수는 점점 광폭해져 아이들이 다치지 않을까 걱정스러워 견딜 수가 없었습니다. 나는 드디어 뛰어나가 아이의 손을 잡고는 전속력으로 도망쳤습니다."

중단된 다음의 꿈은 이렇습니다. "나와 아이들은 휴가로 호텔에 묵고 있었습니다. 그런데 모두가 뛰어다니고 있기에 어쩐지 불이 난 것이 아닌가 하여 걱정되었습니다. 나는 이방 저방을 찾아다녔습니다. 아이들을 구출하기 위해서 몇 번인가 불속으로 들어가고 있었던 것입니다."

이 두 가지 이야기의 경우, 주인공의 아이에 대한 걱정은 계속되고 있습니다. 오직 그 배경이 되는 장면이 달라져 있습니다.

이것으로 렘수면의 꿈일 때는 정동의 중심인 변연계가 활발하게 활동하고 꿈의 배경이 되는 감정을 형성하고 있다고 생각할 수 있습니다.

따라서 출세 등을 언제나 생각하고 있는 야심가는 성공, 실패의 꿈을 꿀 것이며, 목이 마르거나 배가 고플 때에는 사막에 있거나 감옥에 들어가는 꿈을 꾸게 됩니다.

이것이 프로이트가 말하는 억제되었던 무의식의 발현이란 것이겠지만, 실제의 꿈 내용을 조사하면 스토리 자체는 전혀 무작위적이며 그 감정과 직접 관계가 없는 것인 경우가 많습니다.

이미지나 감정에 맞추어 이야기를 만든다

꿈에는 어떤 감정을 관철하기 위하여 여러 가지 정경을 작출해 꿈이 연결되도록 하려는 면도 있습니다.

"나는 나가시마 선수와 만나고 있었습니다. 그러자 그는 최근의 미국은 문제라고 말했습니다. 식당을 나오니 호수가 있고 사람들이 헤엄치고 있었습니다."

이처럼 하나의 이야기가 될 수 있도록 계속 여러 가지 정경을 만들어낸다는 특징이 있습니다.

이러한 연구에서 꿈은 프로이트가 말하는 것같이, 우선 어떤 주제가 있고 그것을 표현하는 것처럼 감정이나 이미지를 만들어내는 것이 아니고, 반대로 우선 인물, 장소라는 이미지나 감정이 먼저 있고, 이야기는 이것에 맞도록 만들어진다는 것이 최근의 생각입니다.

또한 렘수면 직후에 들은 꿈 쪽이 앞에서 말했듯이 꿈이 점차로 다른 이야기나 정경으로 건너뛰는 것과 전체로서의 통일이 없다는 특징이 있습니다.

그러므로 아침에 들어보면 각각의 정경이 별개의 꿈으로 파악되는 일이 많아지고 있습니다.

그러면 꿈속에 외계의 소리나 냄새, 온도의 고저, 이불의 무게 감각 등이 내포되는 것은 무슨 까닭일까요? 꿈의 분석가는 다음과 같이 말하고 있습니다.

우선 프로이트는 외계의 자극이 꿈속에 들어가는 것은 그 자극 때문에 본인이 깨어나지 않기 위한 방위 기구라고 합니다. 즉, 꿈속에 들어가 버리면 그 자극은 눈을 뜨게 하는 자극은 되지 않는다고 생각했던 것입니다.

그러나 현재에는 외계의 자극은 꿈의 본질을 이루는 것으로, 이것에 맞도록 꿈의 이야기를 만들고 있는 것처럼 생각되고 있습니다.

또 한 가지 중요한 것은 왜 꿈속에 본인에게 있어 중요하다고 생각되는 감정이나 사건이 나타나는가 하는 것입니다.

이것이 있기 때문에 고대인은 꿈은 신의 메시지라고 생각하였으며 프로이트는 꿈은 억압된 무의식의 발현이라고 생각하였던 것입니다.

그런데 렘 때의 신경의 흥분, 즉 교망상체에서 시각야에 대한 자극은 전적으로 갑자기, 예상할 수 없을 때에 일어나는 것입니다. 그리고 이때, 사람은 자신에게 있어 중요한 사건이나 감정을 주로 꿈에서 보는 것입니다.

그러면 언제나 무의식 하에 있는 것이 억제가 해제되어 발현된다는 생각하고는 일치하지 않는 것 같은 생각이 듭니다. 즉 신경흥분이 먼저이고, 이것이 생겼을 때 이 흥분에 편승하는 형태로 감정, 사건이 출현하는 것입니다.

이러한 것으로 꿈은 수면 중에 여러 가지 사건이나 감정을 연결시켜 논리적으로 의미가 있는 것으로 하는 연습을 하고 있는 것이 아닌가 하는 사고방식이 나타나게 되었습니다.

여기에서 꿈에 대해 깊이 다루었는데 이상의 내용을 종합해 보면 임사체험 때 보는 이미지는 꿈하고는 전혀 다른 차원의 것이란 것을 잘 알게 되었다 생각합니다.

4. 객관적 시간과 주관적 시간

때와 경우에 따라 시간의 속도가 다르다

이미 보았듯이 임사체험이나 위기에 직면하였을 때 체험하는 불가사의한 현상에서는 주관적으로 느껴지는 현상이 매우 서서히 진행됩니다. 가령 산에서 떨어지는 시간, 또는 자동차 사고로 마주 오는 차와 충돌할 때까지의 시간이 매우 느립니다.

그러나 동시에 어릴 때부터의 여러 가지 일이 그때의 감정과 함께 매우 빠른 속도로 재현됩니다.

흔히 영화나 드라마에서 죽음의 자리에 있는 사람이 옛날의 기억을 주마등같이 회상하는 장면이 있는데 실은 이러한 장면, 임사체험을 하여 살아 돌아온 사람이 주위 사람에게 여러 가지 일을 회상하였다고 말한 이야기가 계속 전해진 것이 아닌가 하고 생각됩니다.

시간은 객관적으로 일정한 속도로 흐르고 있다는 것이 뉴턴 역학의 기본이었습니다. 그러나 그 이전엔 시간은 때와 경우에 따라 여러 가지로 흐른다고 생각하였던 것입니다.

예를 들면 그리스의 철학자 플라톤은 시간은 운동의 산물이며 태양이나 혹성 등의 운동에 따라 정해진다고 생각하였습니다.

주간이 길다는 것은 주간의 시간이 천천히 흐르기 때문이며 주간 쪽이 시간이 길다고는 생각하지 않았던 것입니다. 또한 아리스토텔레스에 이르면 시간은 주기적으로 변화하는 것이라는 사고를 더욱 분명하게 하였습니다. 즉 시간은 계절이나 심장의 박동에 내재하고 있다는 것입니다.

실제로 코페르니쿠스나 케플러도 행성의 운동을 공식화하였으나 시간의 개념은 옛날 그대로였습니다.

시간측정의 필요성은?

현재 우리들은 주관적 시간을 배제하고 있습니다. 시간은 연령, 남녀에 관계없이 일정한 속도로 흐르고 있다는 점에서는 모두 일치하고 있습니다. 즐거운 일이 있으면 시간은 일순간에 흐르는 것 같은 생각이 듭니다. 그러나 그것이 주관적인 시간이란 것은 누구나가 알고 있습니다.

또한 애인을 만나 심장의 박동이 빠르다고 하여 시간이 빨리 지나가고 있다고 생각하는 사람은 없을 것입니다.

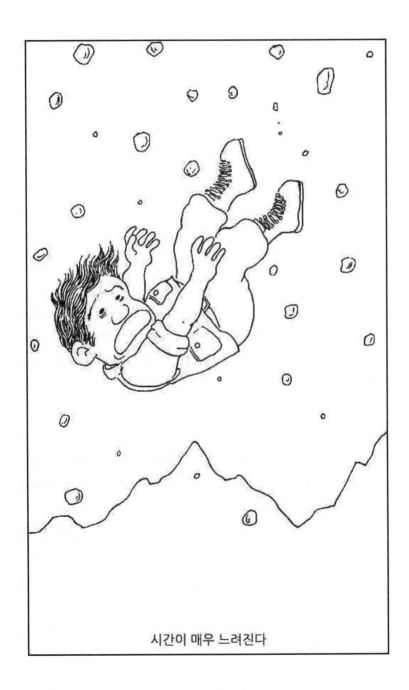

시간이 매우 느려진다

시간을 측정하기 위해서는 시간이 일정한 속도로 흐르고 있다고 가정할 필요가 있습니다. 이것을 확실하게 한 것은 그리 오래된 일이 아닙니다.

예를 들면 인간 이외의 동물은 시간의 측정이 필요했던 일 등은 없습니다.

사자는 얼룩말을 쓰러뜨리기 위해서는 일순간에 양자의 거리를 측정하여 정확하게 뛰어드는 것이 필요합니다. 또한 자신의 영역을 갖고 있는 생물은 거리나 면적을 본능적으로 측정하고 있습니다. 물고기도 자신의 영역을 갖고 있으므로 이 경우는 물의 부피를 알고 있는 것으로 여겨집니다.

그런데 동물에게 있어 시간의 흐름을 알 필요가 있을까요?

생물은 생체시계를 갖고 있습니다. 새는 아침이 되면 지저귀며 바퀴벌레는 어두워지면 활동하기 시작합니다. 생체시계는 빛에 의해 설정되어 있으므로 태양이 일찍 뜰 때는 새도 빨리 일어납니다.

그러나 이 시간은 플라톤이 말하는 것같이 태양의 움직임에 의해 정해지는 시간을 측정하는 것은 아닙니다. 오직 빛이 신호가 되어 몸의 기능이 움직이기 시작한다는 것뿐입니다. 하물며 이 시계가 메트로놈같이 시간을 측정하고 있는 것을 개체가 자각하고 있는 것도 아닙니다.

공간의 측정은 동물에게 있어서만 중요한 것도 아닙니다. 농업에는 면적의 측정이 필요합니다. 또한 옷감을 사고파는 데도 길이나 넓이의 개념과 그 정확한 측정법이 불가결합니다. 어떤 의미에서는 무게의 측정도 마찬가지로 중요합니다.

그런데 시간, 특히 짧은 시간의 측정은 옛날 사람에게는 필

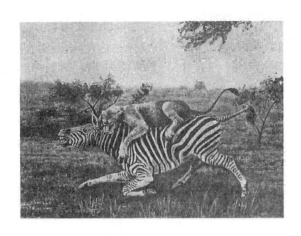

얼룩말을 쓰러뜨리는 사자

요하지 않았습니다. 하루나 반날 또는 태양이 어디쯤까지 오는 데 걸리는 시간 등의 생각으로 장사를 하거나 약속을 하는 데 사용되었겠지만, 이런 것이 시간은 일정하게 흐른다는 생각을 낳게 하는 것은 아니었습니다.

인간이 자신이나 타인에게 일어나는 현상에서 정확한 시간을 측정한다는 것도 불가능합니다.

인간의 생리현상 중에서 짧은 시간의 측정에 사용할 수 있을 만한 것은 호흡수와 심박수일 것입니다. 물론 이것도 사람에 따라 다를 뿐만 아니라 때에 따라 다르다는 것도 사실입니다.

그러나 시간의 측정에 호흡이나 심박을 사용한다면 결론은 하나입니다. 즉 시간의 흐름은 사람에 따라 다르다는 것입니다. 사실 중세까지 사람들은 그렇게 생각하고 있었습니다.

옛날에는 시간을 측정하는 일보다도 시간이 흐르는 순서를 아는 것이 중요하였으므로 달력이나 해시계, 모래시계 같은 것이 있었습니다만 그것도 시간 그 자체를 측정하는 도구는 아니었습니다.

대부분의 달력은 태양의 운행에 근거하여 만들어져 있으므로 우선 1년이 해마다 같은 일수는 되지 않습니다. 또한 1개월도 같아지지 않습니다. 그러므로 도리어 정확한 시간을 측정한다는 생각이 불가능한 것으로서 배제되고 말았습니다.

갈릴레오의 시간개념

좀 옆길로 들어가지만 세계 최초의 시계는 8세기에 중국에서 발명되었습니다. 그러나 이것도 정확한 시간을 측정하기 위한 것이 아니고 오직 시간의 순서를 알기 위한 것이었습니다.

서양에서 최초의 시계는 1364년, 북동 이탈리아의 죠반니 드 돈디에 의해 만들어졌습니다. 이것은 태양의 움직임을 정확하게 추구하려는 것으로 7개의 다이얼이 7개의 행성운동을 나타내고, 또 하나의 바늘이 시간을 나타내고 있었습니다.

이러한 때에 갈릴레오 갈릴레이가 나타났습니다. 그는 피사의 사탑에서 크기가 다른 2개의 구를 떨어뜨려 그것들이 동시에 지상에 낙하한다는 것을 보여주었다는 일화로 유명하지만 실제로는 더욱 엄밀한 실험으로 운동의 법칙을 수립하였던 것입니다.

그는 약 100m의 홈통 위에 마찰을 피하기 위하여 상질의 가죽을 깔았습니다. 그 위에 잘 연마한 청동 구슬을 굴렸습니다. 그리고 이 홈통의 한쪽을 여러 가지의 높이로 하여 구슬을 여러 군데에 놓아 그것이 밑에까지 도달하는 시간을 측정하였습니다.

4장 임사체험과 뇌   163

결과는 어느 경우도 놀랄 정도로 일치하였습니다. 구슬이 이동한 거리는 측정한 시간의 제곱이었습니다.

그러면 이때, 시간을 어떻게 측정하였을까요?

갈릴레오는 큰 물통에 물을 채우고 물이 거기에서 관을 타고 똑똑 밑에 있는 비커에 떨어지도록 해놓고, 그때의 물의 무게를 측정하였던 것입니다. 이 측정이 의미하는 것은 중요합니다. 시간은 운동하고는 별개의 단위이며 운동하고는 관계없이 흐르고 있기 때문입니다.

이 시간의 개념은 우리들의 상식이기도 하며 얼마 전까지는 물리학, 아니 과학의 모든 것은 갈릴레오가 만든 시간개념상에 이루어진 뉴턴물리학을 기초로 성립하고 있었다 하여도 좋을 것입니다.

객관적 시간은 존재하지 않는다

그런데 아인슈타인의 등장으로 양상은 크게 변하였습니다. 여기서 아인슈타인의 상대성원리를 상세하게 설명할 생각은 없으나, 요약하면 다음과 같습니다.

(1) 운동하고 있는 물체는 전후의 길이가 짧아진다. 속도가 증가하는 데 따라 더욱 짧아지고 광속에 이르면 결국은 완전히 모습이 사라진다.

(2) 운동하고 있는 시계는 정지하고 있는 시계보다 늦고, 속도가 증가하는 데 따라 더욱 늦어지고 광속에 이르면 결국은 정지하고 만다.

이처럼 시간이 늦어진다는 현상은 정지하고 있는 관측자에게만 보이는 것입니다.

이것을 분명하게 입증하기 위해 아인슈타인은 고유시간과 상대적 시간이란 2개의 개념을 도입하였습니다.

우리들이 정지하고 있을 때에 보고 있는 자신의 시계나 규준이 가리키는 것을 각각 고유시간, 고유길이라고 말합니다. 만일 운동하고 있는 시계와 규준을 정지하고 있는 자신이 보면 운동하고 있는 것의 시간(상대적 시간)은 반드시 고유시간보다 늦고, 그 길이(상대적 길이)는 반드시 고유길이보다 짧게 됩니다.

그러나 운동하고 있는 본인에게는 자신이 갖고 있는 시계나 규준이 고정시간, 고정길이를 가리키고 있어 본인은 시간이 늦고 있다는 것을 알아차리지 못합니다.

이러한 것을 생각하면 누가 보아도 동일하게 진행하는 절대적 시간이란 것은 존재하지 않는다는 것을 알게 됩니다. 즉 시간에는 '자신의 시간'밖에 없는 것입니다.

주관적 시간이 흐르는 방법

그러나 아인슈타인은 빛에 가까운 고속으로 운동하고 있는 경우를 논하고 있는 것으로, 우리들이 보통 보고 듣는 현상에서는 객관적 시간은 일단 일정속도에서 흐르고 있다고 생각하여도 좋을 것입니다.

그럼 주관적 시간은 어떨까요?

앞에서 말했듯이 교통사고를 당했을 때 모든 현상이 슬로모션같이 보였다는 것은 우리들 속에 '사고의 시간' 또는 '인식의 시간'이라고 할 만한 것이 있어, 이것이 급속하게 진행하므로 외계의 운동이 느리게 보인다고 생각됩니다.

그러면 '사고의 시간'이란 무엇인가 하면 우리들이 1분간이면 1분간에 생각해 낼 수 있는 사건의 수, 생각할 수 있는 길이, 이러한 것이 대체로 일정하며, 가령 어떤 문장을 생각해 내는 속도는 그것을 1분간에 읽을 수 있는 속도와 가깝다고 생각합니다.

만일 우리들의 사고속도가 빨라지고 긴 문장을 단숨에 생각해 낼 수 있다면 그때는 '사고의 시간'이 빨리 흐르게 됩니다.

임사체험에서 머리의 회전속도가 매우 빨라졌다는 경우가 수없이 보고되어 있습니다. 이러한 때에 외계현상을 보면 객관적 시간은 천천히 흐르고 있으며, 따라서 마치 상대성이론에서 말하는 우주 선상의 사람을 보고 있는 것 같은 것이며, 모두가 천천히 움직이고 있는 것같이 보이는 것입니다.

시간과 자기

객관적 시간은 시계 등의 도구로 측정할 수 있으나 주관적 시간은 어떻게 파악하고 있는 것일까요?

가령 칸트는 시간은 외적 세계에 있는 것이 아니라 우리들의 경험을 질서 세우는 데 중요한 마음속에 있는 것이라고 생각하고 있습니다.

베르그송 등도 과학적인 시간과 경험된 시간을 구별하여, 경험된 시간은 정신적이며 심리적이라고 하고 있습니다.

존 단은 『시간의 실험』이란 책에서 왜 미래를 예지할 수 있는가에 대해 쓰고 있습니다. 이것에 의하면 시간에는 수개의 시간이 있다는 것입니다. 제1의 시간은 과학적 시간으로 이것은 뉴턴역학의 시간입니다. 제2의 시간은 그것을 자신이 어떻게 느끼는가의 시간입니다. 그리고 제3의 시간은 '제1의 시간

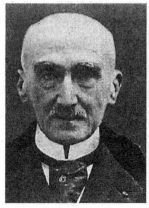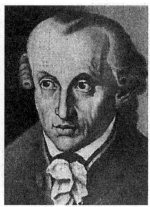

칸트(오른쪽)는 시간은 마음속에 있는 것이라고 생각하고, 베르그송(왼쪽)은 경험된 시간은 정신적, 심리적인 것이라고 생각하였다

을 제2의 시간이 어떻게 느끼는가'를 알고 있는 시간이라는 것입니다.

J. B. 프리스틀리는 『인간과 시간』이란 책에서 각각의 시간에 대하여 각각의 자신이 존재한다고 합니다.

제1의 자기는 경험하는 자신이고, 제2의 자기는 경험하고 있는 것을 의식하는 자신, 제3의 자기는 경험하고 있는 자신에게 판단(가령 선악을 결정하는)을 내리는 자기라고 합니다. 그리고 제2의 시간을 보다 많이 갖는 것이 인생을 풍요롭게 하는 것이라고 말하고 있습니다.

흔히 우리들이 주관적 시간을 생각할 때 객관적 시간이 일정한 속도로 흐르고 있으므로 자신이 때의 흐름을 빨리 느끼는 것은 느끼는 방법 쪽이 이상하다고 보고 있습니다.

예를 들면 잠이 들어 8시간이 지나면 눈을 뜹니다. 자고 있

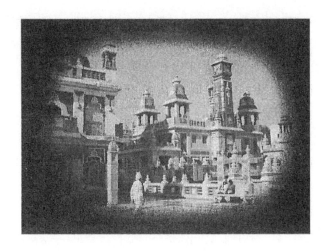

유성 속에 힌두사원을 보았다

는 동안은 꽤 짧게 느껴지지만, 별로 시간이 빨리 지나갔다고
도 생각하지 않으며 자신의 주관적 시간이 빨리 지나갔다고도
생각하지 않습니다. 그러나 임사체험이나 생명의 위기에 노출
되었을 때의 체험으로는 외계의 현상은 극단적으로 느려지고,
머릿속의 시간은 급하게 지나가는 것입니다.

　이때 사람은 비로소 주관적 시간이 환각, 환상이 아니고 진
정으로 개개인에 따라 다르다는 것을 느끼는 것입니다.

융의 불가사의한 체험

　융은 무의식의 의식을 설명하여 유명하지만 1944년 얼어붙
은 도로에서 넘어져 발목이 부러졌습니다. 그 결과 심한 심장
장해를 일으켜 생사의 기로를 헤매었습니다. 이때 융은 불가사
의한 체험을 했습니다.

어느 날 지상에서 부상하여 우주공간에 떠 있는 경험을 하였습니다(이탈현상이라고 생각됩니다). 이때 유성 속에 힌두사원 같은 것을 보았습니다. 그는 "밤마다 밤마다 나는 순수한 행복에 이르는 상태를 헤매었다."라고 쓰고 있습니다.

융은 우연이란 것에 대하여 인간의 마음과 자연의 사이에 무엇인가 숨겨진 연결이 있다고 합니다. 그리고 시간에 대해서도 무의식의 마음이 미래를 아는 힘을 갖고 있다는 것입니다.

이처럼 자신의 마음 깊숙이에 무엇인가가 있고 그것이 어느 때 출현하는 것이든가, 시간은 자신의 주관에 의한다는 사고는 임사체험을 한 사람에게는 매우 이해하기 쉽고 주장하기 쉬운 것이라고 생각됩니다.

융의 설에는 그의 임사체험이 큰 영향을 끼친 것이 아닐까요?

5. 기억의 종류와 뇌의 작용

보통의 기억과 체득의 기억

임사체험일 때에는 짧은 시간에 참으로 많은 것을 생각해 냅니다. 왜냐하면 이때, 주관적인 시간이 빨리 흐르므로 생각해 낼 분량도 많아지는 셈입니다.

여기에서는 또 한 가지 최근의 지견도 포함하여 기억과 그 재생에 대하여 보기로 합시다.

흔히 운동선수들에게 코치가 "몸으로 외우라"라고 외치는 것을 듣게 됩니다. 이것은 몸으로 기억하라는 뜻입니다. 한편, 말이나 사람의 이름은 의식하여 배우지 않으면 기억할 수 없습니다.

사물을 외울 때에는 손으로 써 보거나 외울 때의 정경도 함께 생각해 내면 좋다고 하나, 이것은 반드시 몸으로 외우는 기억이 아닙니다.

기억은 우선 다음의 두 가지로 분류할 수 있습니다.

(1) 진술적 기억—사람의 이름 등을 외우는 것

(2) 비진술적 기억—자전거를 타거나 수영을 배우기도 하는
　　몸으로 외우는 기억

아무래도 말로는 어려우므로 필자는 일반 사람에게는 보통의 기억과 체득의 기억으로 나누어서 설명하고 있습니다.

두 종류의 기억은 뇌내의 별개의 곳에서 다스려지고 있으나, 양자는 서로 관계있다는 것도 알려져 있습니다. 예를 들면 피아노를 칠 경우 최초에는 악보를 보며 의식하면서 할 때도 있지만 반복해서 연습하므로 체득의 기억으로 변해갑니다.

획득, 고정, 보유, 상기

다음은 기억은 4개의 과정으로 이루어진다고 생각할 수 있습니다.

(1) 획득—자극을 지각한다.

(2) 고정—외적인 자극결과를 뇌에 새긴다.

(3) 보유—고정한 것을 오래 유지한다.

예를 들면 머리에 타박을 당했을 때, 역행성건망이라 하여 오래된 사건은 기억하는데 직전의 일은 기억하지 못하는 일이 있습니다.

⑷ 상기―생각해 낸다.

상기할 수 없다는 것은 기억이 없어졌다는 것이 아닙니다. 사람의 이름 등 생각해 내려고 해도 도저히 생각해 낼 수 없는데, 어떤 일로서 생각해 낼 수 있는 것은 그 전형적인 예입니다.

순간, 단기, 장기의 기억

또 하나의 분류법은 기억하고 있는 시간의 길이에 의한 것입니다.

⑴ 순간기억―어느 순간의 기억을 즉시 생각해 낼 수가 있다.

이것은 예를 들면 지금 바로 들은 전화번호를 되풀이해 중얼거리면서 전화가 걸리기까지 외우고 있는 것 같은 기억입니다.

⑵ 단기기억―수분에서 수시간 정도, 수일 이후의 기억

⑶ 장기기억―오래된 옛일을 외우고 있다.

단기기억을 장기기억으로 변환하는 것을 '기억을 부호화한다' 라든가 '고정화한다' 등으로 말하나, 한 번 고정화하면 기억은 잃기 어렵게 됩니다. 이것은 나이가 들면 새로운 것은 외울 수 없으나 오래된 일은 잘 기억하고 있는 이유입니다.

기억의 처리와 저장

1953년 미국 코네티컷주 허트포드의 병원에 29세 간질환자가 입원하였습니다.

간질은 뇌 일부에 상처가 있을 때, 그 부분의 신경이 흥분하면 전기적 자극이 뇌 전체에 퍼져 몸이 경련하거나, 여러 가지

것이 보이거나 들리는 병입니다. 편도핵에 간질 발작의 원천이
있으면 발작 시에 심하게 광폭해지기도 합니다.

뇌외과의인 윌리엄 스코빌 박사는 H. M. 환자의 측두엽과
해마를 크게 절제하였습니다. 수술 덕에 간질 발작은 멈추었으
나 수술 후 몇 개월이 지나도 의사나 간호사의 이름을 외울 수
없었습니다.

그러나 수술하기 3년 이전의 일은 잘 기억하고 있습니다. 따
라서 가족의 일도, 말도 기억하고 있습니다. 또한 성격도 지능
도 손상되지 않았습니다.

여기에서 흥미로운 것은 기억 중, 그 순간에 생긴 일을 즉시
상기할 수 있는 순간기억은 손상당하지 않았다는 것입니다. 가령
특정한 숫자를 계속 외우고 있으면 그것은 기억하고 있습니다.

그러나 도중에서 잠시 말을 걸거나 하면 그만 지금까지 무엇
을 외우고 있었는지 모르는 것입니다.

또한 H. M. 씨는 수술하기 3년 이전의 일은 외우고 있으므
로 어쩐지 단기기억이 고정화되어 부호화되는 데 3년 정도 걸
린 것이라고 추찰되고 있습니다.

사실, 극도의 울병인 사람의 뇌에 전파를 흐르게 하여 전기
쇼크를 주면 쇼크에서 수년 전의 일까지 완전히 잊어버리나 그
것보다 전의 일은 기억하고 있습니다.

H. M. 씨처럼 옛일은 기억하나 새로운 일은 기억할 수 없는
것을 전향성건망이라고 합니다. 그러나 이것은 해마를 제거하
지 않아도 해마의 혈류장해로도 생깁니다.

R. B. 씨는 협심증이었습니다. 관동맥의 바이패스 수술을 받
았으나, 그때 심방에서 대출혈을 일으켜 전신의 빈혈상태에 빠

졌습니다.

그런데 수술에서 회복했을 때에는 그는 새로운 것은 기억할 수 없었습니다. 사후, 병리해부하였더니 해마의 CAI라는 영역의 세포만이 사멸하고 있었습니다.

그러면 H. M. 씨의 체득기억은 어떻게 되어 있을까요?

이것을 조사하기 위하여 그에게 퍼즐을 푸는 연습을 시켰습니다. 그랬더니 그는 점차 퍼즐을 풀 수 있었습니다. 그러나 매일 퍼즐을 시작할 때에는 지금까지 퍼즐을 한 일이 있는 것을 전혀 기억하지 못하고 있었습니다. 요점은 몸이 외우고 있었던 것입니다.

이 예로서도 보통의 기억과 체득의 기억이 뇌의 다른 데서 처리되고 있다는 것을 알 수 있습니다. 그리고 체득의 기억은 현재로는 대뇌기저핵과 소뇌에서 처리되고 있다고 합니다.

또한 장기기억의 저장 장소는 대뇌피질에 넓게 분포하고 있어 어느 장소라고 고정할 수 없습니다.

이러한 장기기억만이 왜 임사체험 시에 연달아 상기되는 것일까요?

사실, 임사체험자에게 그때의 기억을 적어 보도록 하면 그때까지 본인도 전혀 잊고 있었고, 주위의 사람도 한 번도 들어본 일이 없었던 것을 생각해 내고 있습니다.

이것에 대해서는 가령 뇌간망상체 등의 억제계가 저하하기 때문이라든가 뇌내 마약 때문이라고 하는 많은 설이 있는 것 같지만 아직 어느 한 가지도 결정적인 설명은 하지 못하고 있습니다.

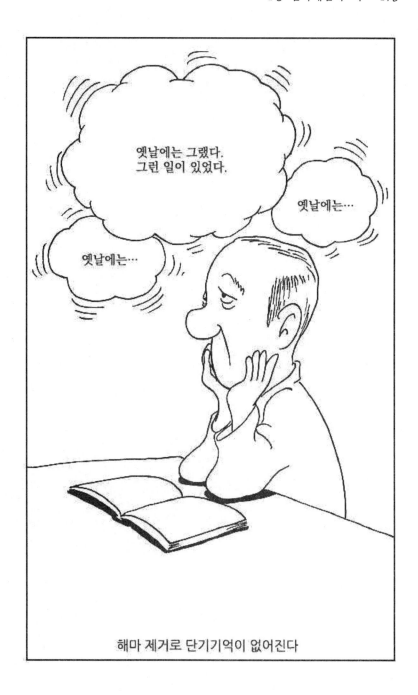

5장
임사체험은 깨달음의 경지인가

1. 서양인의 '임사체험'관

임사체험 정신설

그런데 임사체험은 서양의 학자 사이에서는 어떻게 설명되고 있을까요? 이론으로는 정신설, 기질적 변화설, 심리적 변화설의 3개로 크게 나뉩니다.

우선 정신설인데 이미 말했듯이 임사체험은 인생의 의미, 가치관, 신앙 등을 재고하게 하여 영속하는 마음의 변화를 초래합니다. 그러므로 임사는 혼의 자각이며 우주의 보편적 존재하고의 만남이라는 사람도 있습니다.

고대에는 "죽음에 있어 몸은 묘석 같은 것이며 사후의 생명은 몸에서 유리한다. 따라서 죽음은 태어나는 것에 불과하다."라고 했습니다.

앞에서 나온 노이에스 박사는 임사체험은 생존의 위기에 있어 일어나는 종교적 회심(깨달음)이라고 합니다. 또한 임사체험을 사후의 세계를 본 것이라고 생각하여 그 연구를 하고 있는 동안에 그리스도교로 회심한 사람도 있을 정도입니다.

1982년의 통계에 의하면 미국인의 69%, 영국인의 43%가 사후 세계를 믿고 있습니다.

또한 학자 중에는 사후 세계는 믿고 있으나 임사체험은 죽음을 엿본 것이 아니라는 사람도 많습니다.

기질적 변화설

다음은 기질적 변화설인데 여기에는 대체로 세 가지 생각이 있습니다. 첫째는 뇌내의 저산소상태에 의해 생겨난다는 설입니다.

뇌가 산소부족에 빠지면 감각과 행동에 이상이 생깁니다. 대체로 편안한 감각과 억셈이 눈에 보입니다. 이때는 판단력이 둔해지고 생사에 대하여 혹은 사후 세계에 대한 환각이 생깁니다.

그러나 앞에서 나온 알버트 하임이 발표한 추락한 등산가의 경우 등은 건강상태는 양호하며 무산소상태는 되지 않았습니다.

또한 임사체험의 60% 정도는 뇌의 이상을 일으킬 정도의 고열, 약물사용, 환각을 일으킬만한 병을 갖고 있지 않으므로 뇌의 이상상태는 임사체험에 관계없다는 연구자도 있습니다.

두 번째는 측두엽의 간질 발작이 원인이라는 설입니다.

사봄 박사와 크로이츠거 박사는 뇌의 저산소상태 때문에 생기는 간질 발작을 임사체험과 관련시키려 하고 있습니다.

또한 측두엽의 간질이나 측두엽의 전기자극에 의해 파노라마식 기억의 재현이나 정동(의식)의 변화가 생겨나는 것도 알려져 있습니다. 노이에스 박사는 이것을 측두엽흥분증후군이란 극단의 불안에 대한 방위 반응이라고 합니다.

그러나 측두엽자극의 증상과 임사체험 사이에는 여러 가지 다른 면이 있는 것도 사실입니다.

셋째는 펩티드호르몬 분비에 의한 현상이라는 생각입니다.

커 박사는 변연계의 기능이상에 의해 임사체험에서 볼 수 있는 환각 등을 잘 설명하고 있습니다. 여기에는 앞에서 말한 뇌내 마약의 효과 등도 포함됩니다.

이 설에 의하면 매우 강한 스트레스상태에 놓아두면 변연계가 과도하게 흥분하여 여러 가지 펩티드호르몬(뇌내 마약 등)이 분비된다는 것입니다.

변연계의 활동이 정상이 아닐 때, 가령 뇌의 종양이나 뇌졸중 후에는 임사체험은 볼 수 없다는 것이 이 설을 뒷받침하고 있습니다. 또한 케타민이 글루탐산의 수용체에 결합하여 환각을 일으키는 일은 이미 설명하였으나, 이때도 뇌내의 화학물질에 의해 임사체험이 생길 가능성을 지지한다고 합니다.

심리적 변화설

1915년, 프로이트는 죽음에 대하여 다음과 같이 말했습니다.

"어떤 사람도 죽음이란 것을 믿으려 하지 않는다. 영원한 생명을 믿는 것은 자신이 없어진다는 생각을 견디기 어렵기 때문이다."

이와 같은 이유로 많은 심리학자는 사람이 의식적, 무의식적으로 죽음을 피하려고 하며, 그 때문에 이탈현상, 환각 등 다양한 감각이 출현하는 것이라 주장하였습니다.

임사체험에 대해서 최초로 심리학적 설명이 제창된 것은 1930년, 피스텔에 의해서였습니다. 그는 다음과 같이 말했습니다.

"사람은 피할 수 없는 위험에 직면하면 의식적으로 이 불유쾌한 현실을 배제하려고 한다. 그리고 그때의 쇼크에 의해 자신이 마비되지 않으려고 불유쾌한 기분을 즐거운 환각으로 바꾸어 놓는다."

또한 "사람은 조금이라도 생존의 가능성이 있다고 생각할 때는 필사적으로 살려고 하나, 그 가능성이 없다고 생각할 때는 체념하고 만다. 그때 조용한 기분, 즐거운 기분이 출현한다."라고도 주장합니다.

다른 심리학자는 파노라마식 회상을 자신의 인생을 상실하는

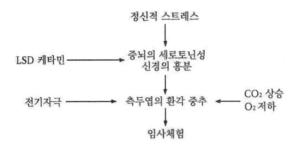

〈그림 5-1〉 임사체험을 일으키는 자극과 뇌내 변화

슬픔에서 여러 가지 생겼던 일을 일순에 생각하는 것이라고 합니다.

그로프 박사는 말기 암 환자에게 LSD를 투여하였을 때, 그들이 어릴 때 체험을 상기하는 것으로, 임사체험은 생명의 위험에 처했을 때 출생의 기억을 불러일으키는 것이라고 하였습니다.

물론 이것에 대해 사람은 출생 시의 기억 등은 없다는 반론도 있습니다.

이러한 설 중 어느 것도 임사체험을 충분히 설명하지 못한다는 것은 모든 학자가 인정하는 바입니다. 참고로 지금까지의 이론을 뇌의 변화를 주체로 하여 그림으로 나타내었습니다(그림 5-1).

'수면인가 또는 꿈인가'

1979년 『미국의 사회 잡지(Jouraal of American Medical Association)』에 미국 태프트 의과대학 신경과, 심장외과의 리처드 브레처 박사의 「수면인가 또는 꿈인가……」 하는 의견이

게재되었습니다.

이것은 서양의 의사가 임사체험을 어떻게 보고 있는가 하는
전형적인 예라고 생각되므로 소개하겠습니다.

셰익스피어의 햄릿은 인류에 있어 가장 중요한 문제인 죽음
을 다루고 있다. '죽음이란 어떤 느낌이 드는 것일까', '우리들
이 죽은 친구나 가족을 다시 만날 수 있다고 하는 천국이나 지
옥이란 것은 존재하는 것일까'

이러한 물음은 인류가 시작된 이래의 관심사이며, 일반적으
로는 답할 수 없는 문제이다.

천국은 즐거운 곳으로 여겨지고 죽음은 고통으로 충만되었다
고 여겨지고 있다. 사람은 죽은 다음에 차가워진다는 것도 이
것을 뒷받침하는 것이다.

그러므로 유체를 될 수 있는 대로 쾌적하게 하여 저세상으로
떠나가기에 좋게 하려고 고대인은 무덤에 먹을 것을 넣고, 현
대인은 사자에게 비단옷을 입혀 부드러운 매트리스 위에 놓았
던 것이다. 그리고 천국은 이 세계에서 고민하는 자에게 있어
서도, 괴로운 죽음이란 체험을 한 자에게 있어서도 일종의 보
답이었다.

죽음에서의 귀환이란 것은 언제나 필자에게는 수수께끼였다.
유사 이래 죽음은 심박의 정지라고 생각해 왔기 때문이다. 최
근의 '죽음은 평탄한 뇌파이다.'라는 뇌사의 정의를 받아들인다
하여도 죽음은 불가역이란 생각은 변하지 않을 것이다.

최근 『죽음에서의 귀환』이란 책(앞에서 소개한 무디의 『사후의
인생』)이 화제가 되고 있다. 저자가 의사이고, 서문을 쓴 사람이

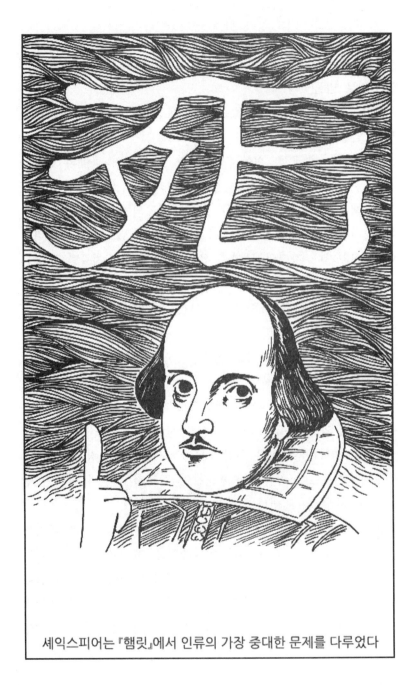

셰익스피어는 『햄릿』에서 인류의 가장 중대한 문제를 다루었다

생과 사의 문제에 대해서 가장 존경받고 있는 연구자이며 작가인 엘리자베스 큐브라 로스였다는 것이 이 책을 미국에서 베스트셀러로 만들었다.

만일 천국이 진정으로 있고, 거기에 죽은 사람이 영원의 생명을 얻을 수 있다면!!

이 물음은 종교적, 철학적 테두리를 초월하여 과학의 영영에서 다루어진다면 더욱더 매력적인 것이 될 수 있다고 생각된다.

이 책은 우선 환자가 '죽음'이라고 선고되는 것을 듣는 데서부터 시작한다. 그다음부터 그는 여러 가지 소리를 듣고 터널에 들어가거나 자신의 몸에서 유리되어 자신이 치료받고 있는 것을 보고 있다.

다음에 그는 죽은 가족 등을 만나고 반짝이는 빛에 종교적인 것을 느낀다. 이 감정은 매우 즐거운 것이며, 그 후 '생과 사의 경계점'에 도달한다. 그리고 싫으면서도 할 수 없이 되돌아온다는 것이다.

저자는 이 경험을 죽음의 체험으로 하고 있으나 그러한 결론을 내기에 앞서 더욱 주의 깊게 생각할 필요는 없을까?

첫째로 이러한 경험은 심장이 서서히 정지하는 경우에 볼 수 있으나, 스토크스 아담스 증후군같이 갑자기 심실의 박동이 정지하는 경우에는 일어나지 않는다.

또한 이러한 경험은 에테르마취일 때 일어난다. 그때 환자는 소리를 듣거나, 빛을 보거나 이탈체험을 하거나 한다. 그러나 이것에 대하여 물어보면 그 경험을 이야기하지만 자신이 말하는 일은 없다. 또한, 이러한 환자는 자신에게 죽음이 가까워지고 있다고는 느끼지 않는다. 게다가 그러한 경험은 심장수술 때에는 거의 보고되어 있지 않다. 다만 심장이 멈추었을 때, 자신은 죽었다는 환각에 사로잡히는 일은 있다.

필자는 임사체험을 하는 것은 저산소상태에 빠진 사람이라고 생각한다. 그리고 의학적인 처치에 대한 불안을 감추려는 방위반응일 것이라고 생각한다.

죽는다는 것은 과정이고 죽음은 상태이다. 이 두 가지는 분명하게 구분하여야 한다. 사람은 하나의 상태에 이르는 데 어느 과정을 거쳐가지만 상태와 과정은 같은 것이 아니다.

사람이 죽어가고 있을 때, 또는 죽을 것이라고 생각할 때 여러 가지 일을 경험하는 것은 있을 수 있다. 그러나 그 일로서 자신의 경험이 죽음이란 상태를 경험했다고 생각하는 것은 지나친 비약이다. 거기에는 죽음의 환상을 다루고 있는 것이지 죽음 자체를 다루고 있는 것은 아니다.

환상은 인간의 여러 가지 관심사를 해결하기 위해서는 흥미로울지 모른다. 또한 이 경험은 죽음을 즐겁고 기분 좋은 것, 즉 두렵지 않은 것으로 해준다. 또한 천국을 보여 주며 거기에서 과거의 여러 사람들과 만날 수도 있다. 또 사후의 인생을 알 수도 있다.

임사체험이 인간이 품고 있는 수수께끼에 답하고, 종교와 과학에 다리를 놓는다는 생각은 매력적이다. 그러나 이 점이야말로 의사가 종교적 체험을 과학적 자료로서 받아들일 때 주의하지 않으면 안 되는 이유이다.

이 의견은 과학의 입장에 서는 사람의 당연한 의견이며 많은 과학자가 취할 견해라고 생각합니다.

그러나 브레처 박사가 주장하는 저산소상태만으로 임사체험을 설명할 수 없는 것은 앞에서 본 그대로입니다.

2. 동양적 '임사체험'관

불생불멸의 자기인식

이미 보아온 것처럼 임사체험에는 불가사의한 현상이 많습니다. 그러나 그 밑바닥에는 ① 죽음이란 무엇인가 ② 자신이란 무엇인가의 두 가지 문제가 가로놓여 있습니다.

사람은 죽으면 완전히 무가 되고 마는 것일까? 과거에서 미래로 이어지는 무한에 가까운 시간 속에 거의 일순만이 자신이 존재하고, 세계를 인식하고, 기쁨, 슬픔, 괴로움 그리고 그 모두가 사라지는 것일까?

우리들은 윤회의 사상이 말해 주듯이 다시 살아나는 것일까. 만약 그렇다면 왜 누구도 다시 태어났다는 증명을 할 수 없을까. 왜 어디에도 전생의 증거는 없는 것일까.

영혼이 있다면 그것은 어디에 존재하는 것일까. 그 영혼에는 의식이 있는 것일까. 또한 영혼은 지금부터 영원히 그 땅에 계속 있는 것일까? 아니면 또 인간 속으로 들어오는 것일까?

이러한 의문은 우리들이 존재하는 중핵을 이루는 중대 문제입니다.

불교에서는 생사의 난관을 통해 이 문제의 결착을 지으라고 자주 말합니다. 특히 선에서는 불생불멸의 자신을 자각하면 죽음은 두려워할 것이 아니라고 합니다.

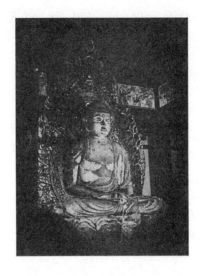

기하기도 하여라, 기하기도 하여라. 일체중생 모두가 한결같이 여래의
지혜덕상을 구유하도다

하쿠인 선사는 죽음을 두려워하고 그 결과 선의 길로 나가
대오하며 앞에서도 소개했듯이 다음과 같이 읊었습니다.

"젊은 중생들이여, 죽는 것이 싫으면 지금 죽으라, 한 번 죽으면
두 번 다시 죽지 않는다."

즉 자신이 지금 갖고 있는 의식을 단절하면 그 의식이 단절
된 데에 진정한 자신의 자각이 나타나고, 이 진정한 자각 위에
서면 생사의 불안도 괴로움도 없다는 것입니다.

그 점에 관해서 아사히나 소오겐 노사는 다음과 같이 말하고
있습니다.

"우리들이 고민하거나 괴로워하는 의식에는 실체가 없고, 이 의식
이 끝나는 데에 진정한 자신이 있다. 그것은 마침 꿈과 같은 것으

로, 꿈속에서는 무서운 것이 눈을 뜨면 '아, 꿈이었구나' 하고 생각
되는 것과 같은 것이다."

또한 야마다 무몬 노사도 말하고 있습니다.

"우리들이 평소 고민하거나 괴로워하는 의식은 진정한 마음속으
로부터 발생하는 메탄가스와 같은 것으로 진정한 마음이 아니다."

석가는 생사문제에 괴로워하고 결국 깨달았을 때 다음과 같
이 말했다고 합니다.

"기하기도 하여라. 기하기도 하여라. 일체중생 모두가 한결같이
여래(如來)의 지혜덕상(智意德相)을 구유(具有)하도다. 오직 망상 집착
이 있기 때문에 증득(証得)하지 못하고 있도다."

즉 일체의 중생이 모두 태어나면서부터 부처님과 조금도 다
름없는 지혜와 자비를 갖추고 있는데도, 자신에게 집착하고 자
타를 구별하기 때문에 그것을 알아차리지 못하는 것이며, 망상
조차 개이면 그것을 알아차리게 될 것이라고 말하는 것입니다.

불성의 자각

그렇다면 인간이 원래 그런 대단한 마음을 갖고 있다면 왜
자신이 그것을 자각하지 못하는 것일까요?

불교에서는 그것은 우주의 처음에 생물이 최초로 생겼을 때
의 마음이 근본적 무지(무명 : 無明)였기 때문이라고 생각합니다.
그러므로 마음의 빛남은 무지에 의해 싸여져 자신이 자각할 수
없다는 것입니다.

그러면 어떠한 때에 자신의 불성을 자각할 수 있을까요?

망상의 풍파를 단절하고 자신의 본성이 자신으로 활동하고

싶을 때, 사소한 외계의 자극, 아픔, 소리, 본 것 등에 의해 문득 자신이 눈뜨게 된다는 것입니다.

석가는 새벽의 샛별을 보고 깨닫고, 하쿠인은 먼 절의 종소리를 듣고 깨달았습니다.

이처럼 자신이 원래 신불과 같은 능력을 갖고 있는데, 그것을 깨닫고 있지 않으므로 그 대단함을 모른다는 생각은 불교 독특의 것이라고 합니다.

불교에서는 자신 이외의 신을 내놓지 않으므로 '자신'이 '자각한다'는 여부가 문제가 됩니다. 그러니 당연히 임사체험에서도 무엇이 자각되었는가 하는 것을 중요시하게 됩니다.

그것과는 달리, 그리스도교적 생각에서는 자신 이외로 신을 보는 것이므로 임사체험의 해석도 달라집니다. 즉 환각이나 환상이 아닐까 하는 문제에 귀착하고 마는 것입니다.

필자는 여기에 깨달음적인 해석과 회심적인 종교체험에 의한 해석하고의 차이가 있다고 생각합니다.

열반과 깨달음

그러면 깨달음이란 무엇인가 하는 문제가 되면 도저히 필자로서는 답할 수 없으나 일단 다음과 같이 말해 두기로 하겠습니다.

이 세상의 삼라만상이 불성이라고 불리는 불생불멸의 것으로 이루어지고 우리들의 괴로움이나 두려움은 꿈과 같은 것이라는 것을 자각한 상태.

그렇다면 어쩐지 임사체험의 경험에는 이러한 경지에 이르고 있는 사람도 꽤 있는 것은 아닐까요?

　사람이 생사의 위기에 이르렀을 때, 망상을 가질 여유도 없고 본심이 그대로 노출된다면, 이것은 스스로 깨닫게 되는 큰 조건이 갖추어진 때라고 말할 수 있습니다.

　나아가서 임사체험의 후에 살아난 경우만이 아니고 불행하게도 죽은 사람도 그러한 체험 후에 죽었다는 것도 당연히 생각할 수 있습니다.

　죽는 것을 불교에서는 열반에 들어간다고 합니다. 혹은 피안에 이른다고 합니다.

　야마다 무몬 노사는 『생활 속의 반야심경』에서 '揭諦 揭諦 波羅 揭諦 波羅僧揭諦 菩提僧莎詞 般若波羅蜜多心經'을 다음과 같이 해석하고 있습니다.

　'다다렀다, 다다렀다, 피안에 다다렀다. 모두가 피안에 다다렀다. 깨달음은 성취되었다.'

　'피안'을 여기서는 석가의 깨달음과 같이 삼라만상이 깨닫고 있다는 의미로 사용하고 있는 것 같으나 보통 말하는 피안도 깨달음의 경지라고 해석하는 것 같습니다.

　아사히나 노사도 "죽음은 불심으로 돌아가는 것이다."라고 말하고 있으나 그렇다면 열반에 들어간다는 것은 불심에 되돌아가는 것, 즉 깨달음의 상태에 들어가는 것이라고 생각해도 좋을지 모르겠습니다.

　임사체험은 어디까지나 살아 있을 때의 체험이므로 사후의 세계를 엿본 것은 아니라고 필자는 생각합니다. 그리고 그때 본 것도 우리들이 사후에 갈 것이라는 정토든가 천국은 아닌 셈이지만 정신적인 의미의 열반이란 것을 생각하면 이것은 정신적으로는 사후의 세계를 보는 것이 아닌가 생각하고 있습니다.

3. 불교에서의 마음과 생사의 문제

깨달음의 길

혹시 임사체험은 열반에 들어가기 전의 깨달음의 일보 직전 또는 깨달음 자체가 아닌가 하는 것이 이 책의 주제 중 하나입니다. 그러므로 마지막에 천룡사파 관장 히라다 세이코 노사와 대담하여 이 문제에 관해서 여러 가지를 여쭈어보았습니다. 그 전에 불교 또는 동양사상에 대한 지식을 갖고 있지 않은 독자를 위하여 불교에서는 마음을 어떻게 해석하고 있는가 혹은 생사를 어떻게 보고 있는가를 설명하고자 합니다.

우선 불교에서의 마음 설명인데 가장 잘 쓰이는 것이 호법(護法 : 530-561) 등의 저작이라고 하는 『성유식론(成唯識論)』의 분류입니다.

이것에 의하면 우리들의 5감에 대응하는 의식을 '전5식'이라고 합니다. 이것은 눈, 귀, 코, 혀, 몸이며, 각각 시각, 청각, 후각, 미각, 촉각에 해당됩니다. 실제로는 몸의 느낌에는 통, 온, 촉의 감각 이외에 고유수용감각이라 하여 몸의 자세가 어떻게 되어 있는가의 감각도 있습니다.

이것에 의해 얻은 정보를 요약하여 판단하는 것을 제6식이라고 합니다. 현재의 생리학에서 말하는 연합야 같은 데라고 생각합니다(그림 5-2).

이 정보의 선악, 호악을 구별하여 그것을 원하거나 두려워하거나 노하기도 하는 의식이 제7말나식(未部識)입니다. 이것은 변연계(편도핵 등)나 대뇌기저핵(R복합체)에 있다고 생각됩니다.

이러한 의식의 모두가 경험으로서 저장되는 데가 제8아라아

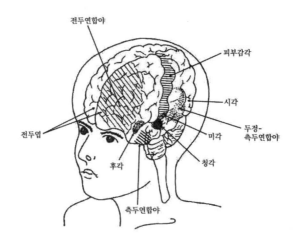

〈그림 5-2〉 뇌에 있어서의 5감과 연합야의 편재

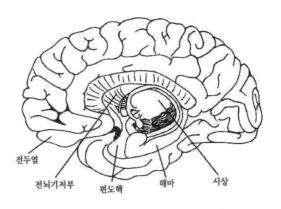

〈그림 5-3〉 단기기억에 관한 부위

식(阿賴耶識)입니다. 이것은 단기기억에 관계하는 해마 등에 해
당한다고 생각됩니다. 그것을 〈그림 5-3〉에 나타내었습니다.
　한편, 장기기억은 대뇌피질의 넓은 영역에 걸쳐 저장되므로 결국은 제8아라아식은 뇌 전체라고도 할 수 있을지 모릅니다.

그런데 우리들이 좌선이나 사경, 또는 심취하여 일을 하고 있으면 전5식과 제6식이 정지상태가 됩니다. 그래도 제7식의, 그때까지 의식하지 않았던 욕망이나 증오 등의 '생각'이 표면화 하는 일이 있습니다. 그러나 그 의식의 활동도 휴식에 들어가면 얼핏 보기에 무아의 지경 같은 상태에 들어간다고 합니다.

이러한 상태일 때 외부의 소리, 경치 등이 전5식에서 직접 제8식으로 뛰어들면 그것들에 의해 제8식이 '자신에 눈뜬다'든가 '자신이 자신을 인식한다'는 것 같은 순간이 있어, 이것을 깨달음이라고 부르고 있는 것입니다.

육도윤회

불교에서는 우주는 지(地), 화(火), 수(水), 풍(風)의 4개 원소로 이루어진다고 생각하였습니다. 이것을 '사대(四大)'라고 부르고 있습니다. 따라서 우리들의 몸도 사대로서 되어 있는 셈입니다.

이 사대는 기회가 무르익으면 함께 생물을 이룩합니다.

잇규(一休)도 유서에서 '배석원합니다. 사대오온(四大五蘊), 되돌려 드립니다. 금월금일'이라고 쓰고 있습니다.

그러므로 불교에서는 우주의 처음, 즉 무시(無始)일 때, 무자각에 의해 사대오온이 모여 생명이 생긴 것이며, 그럼으로써 본래 자신의 마음(불성)을 깨달을 수 있었다고 합니다.

하쿠인 선사도 『좌선화찬』에서 다음과 같이 읊고 있습니다.

"육취윤회(六趣輪廻)의 인연은 자신의 못나고 어리석음의 암로(闇路)이니라."

'육취윤회'는 '육도윤회'라고도 하며 인간이 생로병사를 되풀

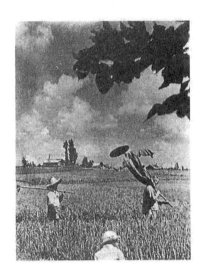

씨눈이 원인이 되어, 이것에 태양이나 비, 바람 기타가 인연으로 가해져,
가을이 되면 익어, 쌀이 된다

이하는 것입니다.

불교의 인과설에 의하면 이 세상은 처음도 끝도 없는 인연과 결과의 반복이며 영원히 계속되는 것으로 생각합니다. '인'은 직접 원인, '연'은 간접의 원인, 즉 환경 등입니다.

예를 들면 벼의 눈이 직접 원인으로 여기에 태양빛, 비, 바람, 비료 등의 연(緣)이 가해져 발아하여 자라며, 묘가 되고 다시 벼가 되어 가을에는 여물어 쌀이 됩니다.

곧 겨울이 오면 벼는 마르고 씨가 땅에 떨어지나, 만일 다시 연이 좋으면 발아하지만 연이 나쁘면 땅속에 파묻힌 대로입니다.

이처럼 세계는 무한의 과거부터 무한의 미래를 향하여 성주(成住), 회공(壞空), 성주, 회공을 반복하여 움직이고 있다는 것입니다. 이 반복이 윤회로 이 세계에는 여섯 가지 형이 있는데

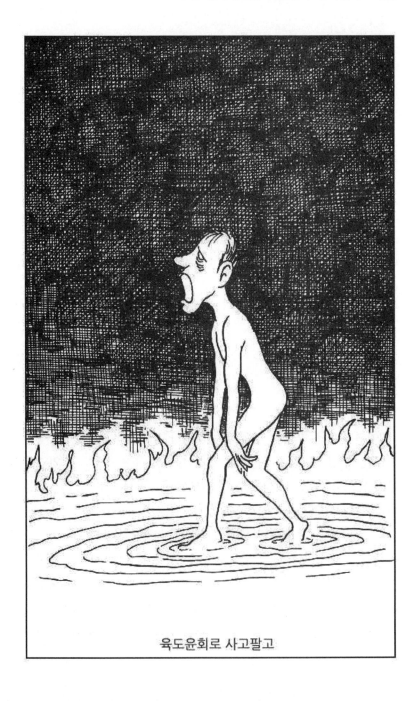

육도윤회로 사고팔고

그것을 육도나 육취라고 합니다.

그중에서 극도(極道), 가귀도(餓鬼道), 축생도(畜生道)를 삼악도라 하는데 이는 동물의 세계입니다. 다음은 수라도인데 인간을 포함한 싸움의 세계입니다. 그 위가 인간도이며, 만일 바르게 살고 바르게 생각하면 깨달음이 통하는 세계입니다. 그 위에 천상계라고 하여 괴로움이 없는 천인(天人)의 세계가 있습니다.

그러나 이 육도도 원래는 전적으로 매혹의 세계라고 하는 것이 불교의 특징입니다.

그러므로 매혹되고 있는 한은 이 육도를 몇 번이나 반복하여 영원히 괴로워하며 사고팔고(四苦八苦)에서 피할 수 없다고 생각하고 있습니다.

무지에서 깨달음으로

그러면 왜 육도를 헤매는 것 같은 일이 되었을까요?

석가는 이것을 깊이 생각하여 그것은 우리들의 생명 그 자체가 12인연에 의해 생겨났으며 이 인연은 무자각의 경우에 육도의 어딘가에서 영원히 계속되는 것이라고 생각하였습니다.

이것이 또한 무자각일 때 왜 계속되는가 하면 12인연은 무시(無始)일 때는 근본적 무지(무명)에 의해 시작했기 때문이라고 말합니다.

석가는 생사의 문제를 다음과 같이 생각하고 있습니다.

생명은 무명(무지)에 의해 맹목적 행동을 일으켜(行), 개체가 성립하다(識), 모태 내에서 정신과 육체(名色)가 안이비구(眼耳鼻口)와 의(意)를 형성한다(六入). 생후 점차로 외계에 접하여(觸), 외계의 모든 힘을 받아들여(受), 사물에 애착을 느껴(愛), 그러한 것들을 획득한다(取). 그리고 소유감을 갖고(生), 생존의 자각으로 들어간다(有). 그러나 결국은 생의 종말에 들어(老死)가는 것입니다.

그러므로 석가는 최후의 생로병사, 사고(四苦)의 원인을 역(逆)으로 더듬어 근본의 무지(무명)가 모든 괴로움과 걱정의 원인이란 것을 알았습니다.

그러면 무지는 왜 존재하는 것일까요? 무지의 결과, 망상을 본심이라 생각하고, 그것에 기대어 판단하고 있기 때문이며, 이 망상이 없다면 본래의 마음이 작동하고, 그때 스스로 자신을 깨닫게 되고(깨달음), 이때 무지가 반야(般苦), 즉 참의 지혜, 참의 깨달음이 되는 것입니다.

향엄의 깨달음

그러면 어떠한 경우에 자신이 자신에게 눈뜨게 될까요? 유명한 일화를 소개하겠습니다.

중국의 당대에 향엄(香嚴)이라는 중이 있었습니다. 그의 스승인 위산(潙山)이란 승려가 "자네는 대단한 학자이고 영리하다는 평판인데, 자네가 태어나기 전의 자신은 어떤 것이었는가?"하고 물었습니다.

향엄은 여러 가지 책에서 찾은 답을 위산에게 갖고 갔으나 위산은 인정하지 않았습니다. 그러므로 향엄은 말했습니다.

"이젠 나로서는 아무것도 말할 것이 없습니다. 가르쳐 주십시오."

그랬더니 위산은 말했습니다.

"가르치는 것은 간단하나 가르쳐도 그것은 나의 의견이다. 자네가 마음속으로부터 납득한 것이 아니고는 자네가 진정으로 알았다고는 할 수 없다. 자네의 인생에는 소용이 없는 것이야."

향엄은

"나는 공부도 꽤 하고 수행도 한 셈인데 이런 것을 모를 정도로 서야 중의 자격이 없다. 이젠 아무도 없는 산속으로 들어가 마당 청소라도 하면서 일생을 마치는 것이 자신에게 합당하다."

하고 산을 떠났습니다. 그리고 혜충(慧忠) 국사의 묘가 있는 절의 마당 청소를 하였습니다.

그런데 청소를 하고 있어도 자신이 태어나기 전의 자신이란 문제가 머릿속에서 떠나지 않습니다. 이것을 매일 생각하고 있는 동안에 점차 망상이 생길 여지가 없어졌습니다.

어느 날 쓸어 모은 쓰레기를 갖고 대나무 숲에 가서 버리니, 그 속의 돌이 대나무에 맞아서 딱하는 소리를 냈습니다. 그때, 향엄은 자신이 태어나기 전의 자신을 깨달았다고 합니다.

그때 향엄은 "일격에 소지(所知)를 잊지 않고, 더욱 수치(修治)를 흉내 내지 않는다."라고 말했습니다. 대나무에 돌이 부딪친 소리를 들었을 때, 지금까지의 학문이나 지식이나 경험을 모두 잊어버리고 아무도 없는 자신이 소리를 들었다. 이것이 태어난 대로의 마음, 태어나기 전의 마음이었다는 의미입니다.

이상으로 임사체험과 깨달음의 관계에 대하여 매우 주관적인 생각을 말씀드린 셈이 되는데, 과연 선종의 고승 등이 보면 어떤 것이라 할까요?

그러한 사정을 천룡사파 관장인 히라다 세이코 노사에게 여쭈어 보기로 하였습니다. 마경(환각)과 깨달음의 관계에 대하여 체험자가 아니면 알 수 없는 중요한 이야기를 들을 수 있었다고 생각합니다.

4. 마경에서 깨달음으로

임사체험과 마경

다카다   고킨 덴린 노사도 대담하고 나서 반년쯤 되어 돌아가
셨습니다. 책이 나오고 나서, 12월경에 갔다 드렸을 때
는 매우 건강하셨는데…….

히라다   보쿠오 노사도 돌아가셨는데. 노사는 간경변이었는데,
의사가 알코올성 간염이라 하기에 술은 딱 끊었지요.
그러고 나서 알코올성의 수치는 떨어졌으나 간 기능 쪽
은 좀처럼 좋아지지 않았습니다. 그래서 의사는 1년간
매일 간경변을 멈추는 주사를 놓았습니다. 그런데 아프
기만 하고 조금도 좋아지지 않습니다. 화가 나서 "현대
의학은 틀렸어."라고 말했습니다. 그랬더니 어떤 사람이
―오사카 의대를 나온 사람인데―한방을 권해서 그것에 맞
추어 약을 먹었는데 한때 좋아지니, "역시 현대의학은
틀렸어."라고.

　작년 12월에 간단한 송년회를 하였는데, 그때는 식욕
도 있고 안색도 좋았습니다. "이 상태라면 걱정 없겠습
니다"라고 말씀드렸더니 "걱정 없다."라고. 그런데 그날
밤에 어깨가 결린다기에 안마사를 불렀지요. 그런데 그
사람이 감기에 걸려 있었어요. 그 감기가 옮겨져. 일단
감기에 걸리면 1개월 정도는 누워 계시는 분입니다.

198

이것저것 모든 일은 내가 하고 있었기에 정월은 바빴으므로 1월 15일에야 문안 가서 "어떻습니까?" 하였더니, "열이 내려가지 않아.", "의사에게 보였습니까?" "보였는데 도무지 열이 내려가지 않아." "주치의는 무엇이라 하던가요?'' 하였더니, "가스가 차 있다 나, 해." 이상해서 다른 의사의 진찰을 받았다. 그랬더니 그날만은 열이 내리기에 좋아서 방 속을 거닐거나, 잠시 TV를 보곤 하였는데, 또 다음날에 열이 났다. 할 수 없으므로 교토의 제2일본적십자의 내과부장에게 부탁하여 진찰을 받았더니 "좀 쇠약해 있으니, 하여튼 입원하십시오."라고 하기에 억지로 입원시켰더니, 그날은 좋았는데 다음날에 갑자기 나빠지고….

다카다 마지막은 간경변으로.

히라다 왜 간경변이란 것을 말하지 않았는지. 거기에 대해서는 전혀 언급이 없었어. 현대의학에서는 멈추게 하는 약이 있다고 생각하는데 그런 일로서 저세상으로 갔습니다.

디카다 그런데 오늘은 바쁘실 텐데 죄송합니다. 일단 지금 생각으로는 앞서의 『죽음을 초월하는 마음의 과학』과 같이 끝부분에 지금 말씀하신 것 같은 내용의 골자를 대담 형식으로 넣으려고 생각해서.

히라다 별로 좋은 말씀은 드릴 수 없습니다. 나는 의학에 관해서도 모르고.

디카다 한 달 전쯤에 NHK에서 다치바나 다카시 씨가 임사체험이란 것을 하였는데, 외국에서는 거의 죽었다는 것은 이상하지만, 그런 분이 살아 돌아오면 모두 비슷한 체험을 하게 된다. 그것은 대체로 빛을 본다. 80% 정도의 사람이 빛이 반짝이는 무엇인가를 보고 있다.

또 하나는 터널을 통해 저쪽으로 가면 꽃밭 같은 것을 보고, 매우 기분이 좋아진다. 불안을 갖는 사람은 매우 적다. 그리고 죽은 자신이 자신을 보고 있다. 이 세 가지가 공통입니다. 그러므로 다치바나 씨가 말하기를 그것은 사후의 세계를 엿본 것이라고. 그래서 반향은 매우 컸던 모양입니다.

마침 제가 그것을 보고 있을 때, 저는 책에서밖에 본 일이 없습니다만 선종에서 말하는 마경이란 것과 매우 비슷하지 않은가. 그것도 대체로 부처님을 보거나 빛이 반짝이는 존재였다고 하기에, 제일 처음에 그것을 생각했습니다. 그런데 외국의 문헌을 보면 매우 많은 책이 나와 있습니다만—임사체험은 환각이 아닐까, 외국의 과학자는 대체로 그렇게 말합니다. 오직 죽음의 한계까지 갔다 돌아온 사람은, 대부분 죽음을 두려워하지 않는다. 그래서 이것은 암의 말기에 있는 분들에게, 죽음은 그렇게 두려워하지 않아도 좋다는 데 사용할 수 있지 않을까 하는 것이 대부분의 사람의 생각입니다.

이제부터는 저의 상상입니다만, 제가 알고 있는 분, 혹은 책을 읽어도 잘 쓰여 있지만, 사망하였을 때 얼굴에 웃음이 있다는 사람이 꽤 많습니다. 이전에는 "열심히 해주어서 고맙다."라는 말을 하려고 하지 않았을까 하는 것으로 나름대로는 생각하고 있었으나, 지금 임사체험의 일을 생각하면 매우 기뻐서 미소가 떠올랐다, 즉 깨달음의 경지가 아닐까 하는 것을 느끼게 된 셈입니다. 토머스 에디슨 등도 최후의 말은 "대단히 아름다운 세계로 들어간다. 이것이 사후의 세계다."라고 했으니 말입니다.

그러므로 편지에서도 썼던 것처럼, 선종에서 깨달음을 열기 전의 단계이면 빛을 보거나, 매우 즐거운 기분이 된다고 하기에, 어쩌면 임사체험은 마경과 매우 비슷하지 않은가, 만일 그렇다면 마경을 초월한 데에 깨달음이 있다고 말하니, 그 일보 직전의 죽음은 진정한 의미에서, 아마 거기까지 가면 죽어 버려서 안 되겠지만, 사람은 죽을 때, 모든 것을 깨닫고 죽는다는 것은 사실이 아닌 것 같은 것이 제 생각인데 노사께서는 어떻게 생각하시는지요?

현경에 머무르면 마경이 된다

하라다 깨닫는다는 것이 또한 대단히 문제라고 생각합니다만, 말씀하신 대로 우리들도 좌선을 하고 있으면 그러한 여러 가지 심경이 나타납니다. 나 자신의 경험으로는 납팔(臘八 : 석가가 큰 깨달음을 얻은 음력 12월 8일) 중에 좌선을 하고 있을 때, 좌선을 한 채로 나락의 바닥으로 쑥 떨어져 들어가는 것같이 느꼈지요. "아, 이것이 죽음이란 것인가?"라고 느껴 어느덧 방바닥을 치면서 제정신으로 돌아온 경험이 있습니다.

또 한 번은 독접심(獨接心)이라 하여 쉴 때 혼자서 단식 좌선을 1주일 동안, 네 번 한 일이 있었습니다.

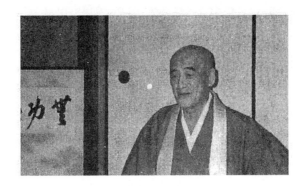

히라다 세이코 노사

　아타고야마란 산이 있는데 그 중간에 츠기노 와데라란 낡은 절이 있어, 그 방 하나를 빌려 혼자서 1주일 동안 물만 마시면서 좌선을 했습니다. 그랬더니 나흘째에 좌선을 하고 있는 채로 나의 몸이 허공과 일체가 되며 투명해진 경험이 있습니다.

　그러나 그것은 좌선을 하고 있으면 나만이 아니라 많은 사람이 그런 경험을 합니다. 가령 어떤 사람이 "음"하면서 '쌍수의 음성'인 공안(公案)을 염하면서 탁발(托鉢)을 하고 있으면 가는 곳, 가는 곳마다 한쪽 손이 퍽퍽 나왔다. 그런 경험을 한 사람도 있고, 여러 가지 그러한 심경이 나타납니다.

　이것을 현경(現境)이라고 옛날부터 말하고 있습니다. 읽었으리라고 여기지만 하쿠인 스님의 제자인 도레이 엔지라는 사람이 『종문무진등론(宗門無盡灯論)』이란 책을 썼지요. 그 제3의 곳에 현경이란 것이 있어, 좌선을 하고 있을 때 자주 그러한 심경이 도레이에게 나타났다. 그러한 내용이 있지요. 하나의 일을 전념하면서 계속 나아가면 일종의 심신 공히 한계상태에 들어간다. 그때 반드시 나타나는 하나의 심경이란 것이 있지요.

나는 때로는 독일의 좌선회에도 갈 때가 있습니다. 그때 독일의 젊은 남녀가 오지만, 좌선할 때 동양인하고는 다른 현경이 나타납니다. 남성은 거의가 성욕을 호소합니다. 여성은 계속 좌선하고 있으면 주변에 불이 붙어 몸이 뜨거워 견딜 수 없지요. "그럴 때는 어떻게 하면 좋습니까?"라는 것을 두 번, 세 번 호소해 오는 것을 기억하고 있습니다. 이것은 역시 현경입니다.

그러나 그런 것을 현경이라 하지 깨달음의 경지라고는 하지 않습니다. '승경이라 할 수 있을지언정 마경이니라'라고 도레이는 정의하고 있습니다. 그러므로 그러한 데에 그대로 멈추고 있으면 마경이 됩니다. 일종의, 역시 환상일 것입니다. 이미지네이션이란 것으로 나는 생각합니다. 특히 한때, 교토대학에서 심리학 선생이 중심이 되어 LSD를 먹인 일이 있었지요. LSD를 먹으면 지금같이 이미지네이션이 생깁니다. 정토에 인도되는 것 같은, 극락정토의 세계가 나타나, 들에 가만히 누워 있으면 미녀가 나타나고, 보라색 구름에 쨍쨍 햇빛이 반짝이고 새들이 즐겁게 울고, 주변은 꽃밭이 가득하고, 8시간 정도 엑스터시의 세계에 들어가 있는 것입니다. 그러한 엑스터시의 경험이라 할까, 신비체험은—이것은 일종의 신비체험인데—오히려 일본인보다 유럽인 쪽이 강합니다. 특히 독일인이 강합니다. 중세의 유명한 마이스터 에크하

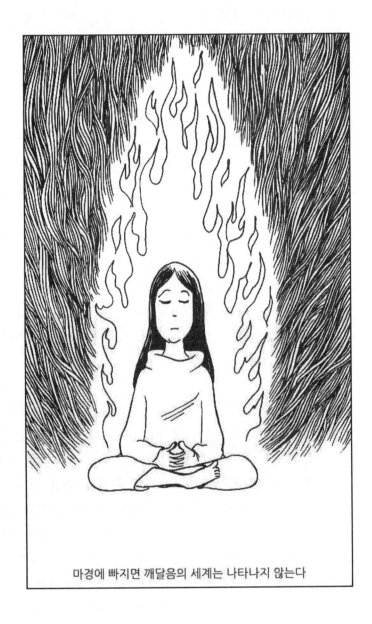

마경에 빠지면 깨달음의 세계는 나타나지 않는다

르트 같은 독일 신비주의의 사람들은 태양이 빛나고 신의 빛이 하늘에서 비쳤다는, 그러한 신비체험을 했다고 생각합니다.

오직 선의 경우는 그것을 마경이라 합니다. 왜 그것을 마경이라 하는가 하면 그것에 사로잡히면 진정한 깨달음의 세계는 생기지 않기 때문입니다. 우리들, 특히 임제(臨濟)의 선당에서는 그러한 심경이 나타났을 때에는 주저 없이 멈추게 하여 원래의 평상적인 명료한 의식으로 되돌아가도록 하고 있습니다. 그렇게 하는 것은, 물론 전념하고 있지 않으면 그러한 이미지네이션이 생기지 않으므로, 전념하면 반드시 한 번은 겪지 않으면 안 되는 세계입니다. 그러한 것이라도 나타나지 않으면 열심히 좌선하고 있지 않은 셈이 되지요. 그러므로 겪기는 하지만 그것에 사로잡히면 선의 깨달음의 세계에는 이를 수가 없지요.

그러므로 '대사일번(大死一番)'이란 말이 있습니다만 선에서 말하는 대사란 오직 육체적으로 반드시 죽는다는 것은 물론 아닙니다. 심신이 함께 죽지 않으면 안 된다. 그러므로 육체는 물론, 보통으로 숨을 쉬고 있는 상태하고는 다른 상황에 들어간다. 그러면 그러한 이미지네이션이 생겨난다. 그것도 단절하지 않으면 진정한 대사일번이란 것이 되지 않습니다. 심신이 함께 타실(打失)한다. 한문에서 '친다'는 것은 의미가 없으므로 심신이 함께 상실되고 맙니다. 그리고 그러한 이미지네이션에 사로잡히지 않는 데까지 이르러 비로소 대사일번이라고 말할 수 있는 것입니다.

그러므로 납팔대접심(臘八大接心)에는 많은 행각승이 참선하러 왔으나 신경이 약한 사람은 여러 가지 이미지네이션이 생기지요. 보라색 구름을 타고 아미타(阿彌陀)가 나타나 보이거나, 나도 경험했듯이 지옥의 나락으로 떨어지는 것 같은 환각상태에 빠지기도 하고, 그리고 이런 일이 있었습니다. 선당에서 좌선을 하고 소등이 되어 밖으로 나갔는데 약간의 바람이 불어 몸이 멀리 날려가는 것 같은 착각이 생겨, 나도 모르게 기둥을 안은 일이 있습니다. 청춘시대에 나는 지금과는 달리, 열심히 하고 있었을 때였으므로 가끔 그러한 이미지네이션이 있었습니다.

그러나 그것은 선의 세계에서 말한다면 일종의 현경이지 깨달음의 세계는 아닙니다. 거쳐야 할 세계이기는 하지만 거기에 멈춰 있으면 깨달음의 세계에는 들어갈 수 없습니다. 그러므로 현경에 들어갔으니 반드시 깨닫는다는 것은 아닙니다. 현경인 채로 멈추고 마는 사람도 있습니다. 그 점을 다시 한번 돌파함으로써 비로소 심신이 공히 타실한 대오의 세계로 들어갈 수 있습니다. 그러나 대오라 하여 특별한 세계가 있는 것은 아닙니다. 그런 것에 구애받지 않는 그러한 심경으로 스스로 될 수 있다는 것, 우리들이 알고 있는 범위는 거기까지입니다.

순간순간에 새로 태어난다

다카다   거기에서부터 다음은 매우 어렵겠지만 죽는다는 것은

열반에 들어간다고 하지요. 열반은 일종의 깨달음의 상
태에 들어간다고 하는 사람도 있습니다. 죽으면 어떻게
된다는 이야기는 매우 어렵다고 생각하지만, 지금같이
죽은 다음에, 만일에 열반에 들어간다는 것은 정말 깨달
음에 들어간다는 생각을 가져도 무방할 것인지요?

히라다   선에서 말하는 열반이란 것은 방금 말씀하신 대로 원
래 아무것도 없는, 열반의 세계도 없다는, 그러한 심경
에 이르는 것이 진정한 열반의 세계에 들어가는 것을 말
합니다. 오직 인도의 소승 불교의 사람들이 사천왕이니
삼삼천이니 하여 나누고 있는 것은 그러한 이미지네이션
의 세계를 계속 추구하여 삼삼의 계급 같은, 그리고 그
최상층에 극락세계 비슷한 것을 자신들이 만들어 낸 것
일 것입니다. 선은 그러한 것을 한꺼번에 타파해 버립니
다. 그렇지 않으면 원래의 선의 세계에는 도달하지 못한
다는 것이 우리들 선승의 생각입니다.

　　이미지네이션이란 것은, 선생은 서양의학을 하고 있으
니까 서양인의 정신작용과 동양인의 정신작용의 차이를
알 것이라고 생각합니다만, 북쪽의 독일, 그리고 북구쪽,
북쪽의 유럽인일수록 신비주의 종교가 활발하였지요. 그
러니 비엔나 부근의 미술관에 가서 루벤스 같은 사람의
그림을 보아도, 나는 그것을 보고 섬뜩했습니다만, 어깨
에 낙지가 있고 고등어 비슷한 것이 이 주변을 헤엄치고
있어, 무엇이라고 할 수 없는 요괴변화스러운 얼굴을 하
고 있고, 그것을 청과 백 같은 물감으로 칠해 무슨 뜻인
지도 모를 그림이 있습니다. 그러한 것은 그쪽 화가의

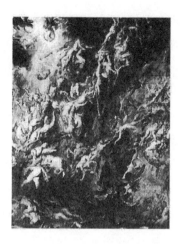

루벤스의 『모반의 천사의 추락』

이미지네이션을 그대로 캔버스 위에 나타낸 것이라 생각합니다. 그러한 이미지네이션은 일본인으로부터는 생겨나지 않지요.

어느 것이나 빛이 반짝이고 있는 것 같은 것도 있고, 그리고 돌일 그리스도교의 신비주의 사람들은 성자가 빛이 반짝이는 막대기를 갖고 있고, 그 위에 태양이 빛나고 있는 것 같은 그림을 그리고 있지요. 그것도 하나의 이미지네이션이라고 나는 생각합니다. 그것은 선의 입장으로 말한다면, 사로잡혀 있는 것으로, 그런 것에 사로잡혀 있어서는 선의 깨달음의 세계에 들어갈 수 없다는 것이 우리들 선승의 생각입니다.

다카다 사후의 세계에 집착하는 것 같지만 선종에서도 인과설이라 할까, 선인선과(善因善果)라든가, 인과의 법칙은 왜곡할 수 없다는 것을 말하고 있지요. 그렇다면 나는 이

전부터 계속 생각하고 있었지만, 가령 선종의 쪽에서도 젊었을 때에 나쁜 짓을 하면 만년은 별로 좋지 않다는 것 같은 말을 합니다. 만년이 좋지 않으면 곤란하므로 결국, 나쁜 짓을 한 사람은 만년에 자신이 괴로우므로 좋지 않을 것입니다. 자신이 괴로우므로, 내가 나쁜 짓을 하여 타인이 만년에 괴로워한다면, 아무 일도 없을 것입니다. 자신과 생각하고 있는 것이 이어져 있기에, 즉 옛날의 자신도 지금의 자신이기 때문에 나쁜 짓을 하면 큰일을 당하지 않을까 하고 두려워하는 것입니다.

예를 들면 우리들 정도로 나이를 먹고 나서 어처구니없는 일을 저질렀을 경우, 이 결과는 어떻게 되는가 하면 내세에 별로 좋은 인생이 오지 않는다고 합니다. 그러면 내세의 자신이 타인이었더라면 조금도 곤란하지 않겠지만, 자신이라고 생각하므로 매우 곤란하다고 나는 생각합니다. 만일 내세라는 것이 있다면 현세의 나라고 생각하는 것과 내세의 나라고 생각하는 것은 같지 않다고, 지금의 인과 법칙은 성립되지 않는다고 생각합니다.

그 일을 잠시 생각하고, 그전부터 가령, 전세라고는 하지 않아도 10년 전의 자신과 지금의 자신이 같은 것인지 어쩐지를 생각하면, 같다고는 생각하지만 다를 수도 있다. 가령 그때에 아팠다고 생각했던 아픔이 지금도 같은 아픔일지 모른다는 것을 생각하면, 궁극적으로 일순 전의 자신과 지금의 자신은, 즉 자신이란 것은 일순만 존재하지 않는가 여겨집니다. 그렇다면 내세의 자신과 지금의 자신은 같다면 같겠지만, 다르다고 하면 다른 것

같이 생각되는 것이 아닌가 하고 지금 생각하고 있습니다. 그렇다면 노사와 같은 선승으로 깨달음을 깨우친 분이 말한다면 다시 태어난다는 것을 어떻게 생각하십니까?

히라다 우리는 당신이 이야기하는 대로 순시에 태어나 순시에 죽고 있습니다. 이렇게 말해도, 1분 전의 나는 죽고 현재의 내가 새로 태어났다고 지금 말하고 있습니다. 그러므로 분단생사(分段生死), 순간순간에 우리들은 새로 태어나고 있습니다. 그러나 새로 태어난다고 해도 흑이 백으로 되는 것은 아닙니다.

그러므로 불교에서는 예부터 인과율이란 것을 생각해 왔습니다. 이것은 인도의 사상이겠지만 삼계윤회(三界輪廻)의 사상이라고 합니다. 그러나 우리들은 현세에서 이미 윤회하고 있습니다. 그러므로 윤회의 원칙이란 것은 자신이 지금까지 해왔던 것과 그 후부터 자신이 새롭게 선택하는 것과는 하나가 되어 있습니다. 자신이 자유롭게 선택한다는 것과 지금까지 지니고 있어 어쩔 수도 없다는 자신하고 말입니다. 자유로운 자신과 그리고 철학적인 말로 한다면 필연의 자신 말입니다. 필연성과 자유성, 이것은 전혀 상반되는 힘입니다. 이렇게 상반하는 힘의 합력이 지금의 자신입니다. 그렇게 새로 태어납니다. 순간순간 새로 태어나고 죽음으로 변해 가고 있는 것이 인간의 지금까지의 존재라는 것이 불교, 혹은 선의 생각입니다.

그러므로 백장회해(百丈懷海)의 공안으로 '인과를 속이지

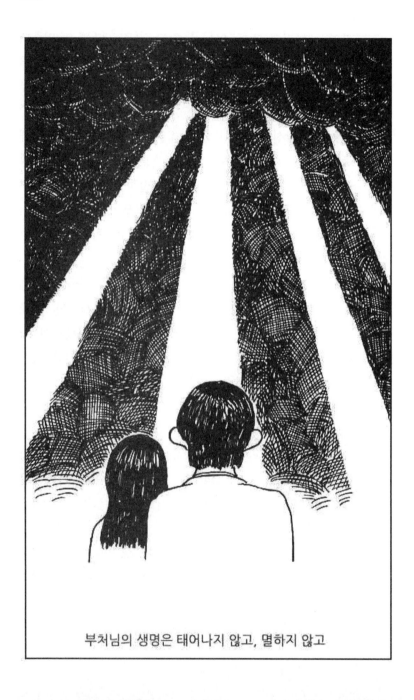

부처님의 생명은 태어나지 않고, 멸하지 않고

않는다'는 것입니다. 한때 지니고 있던 인과라는 것은 속이려고 해서 속여지는 것이 아닙니다. 그러나 그대로 과거의 인과만으로 흘러나가는 것도 아닙니다. 인간이란 것은 나쁜 짓을 하였으니 이번에는 좋은 일을 하자는 식으로 자유로운 선택의사가 있는 것입니다. 그러한 자유로운 선택의사와 그것으로부터 아무것도 이룰 수 없었던 과거의 것이 합체하여 순간순간 새로 태어나 죽음으로 변하고 있는 것이 인간의 실존이라는 것일 것입니다.

불생불멸을 확인하는 반야의 지혜

다카다 그러면 선에서는 정말로 죽은 다음—정말로 죽었다는 말은 이상하지만, 보쿠오 노사는 지금 어디에 있는가라는 문제는 어떤 것일까요?

히라다 죽어서 보쿠오 노사는 내 마음속에 분명히 살고 있습니다. 당신의 마음속에도 분명히 살고 있습니다. 태어나는 일도 없거니와 죽는 일도 없습니다. 원래의 보쿠오 노사라는 것은 이 세상에 태어나지도 않습니다. 그러니 죽는다는 것도 없는 셈입니다. 그것을 『반야심경』은 '불생불멸'이라고 합니다. 그것은 내 마음속에도, 당신의 마음속에도, 여러분의 마음속에 원래 채워져 있는 것입니다. 그러므로 태어나서 87년의 생애를 지나 돌아가신 보쿠오 노사는 거기에서 태어나서 거기에 돌아간 것입니다. 도오겐은 그러한 사정을 "생에서 죽음으로 옮긴다고 생각하지 말지어다."라고 말하고 있습니다. 마치 강의 흐름이 상류에서 하류로 흐르는 것같이 계속 태어나서 계속 죽어간다는 것이 아니라, 부처님의 목숨이 생하거나 죽는 것이라고 말하고 있습니다. 부처님의 목숨은 태어나는 일도 없거니와 멸하는 일도 없습니다. 이것을 『반야심경』에서는 '불생불멸'이라 하고 있습니다.

다카다 사후 어떤 업(業)이란 힘 같은 것이 남아, 마치 인연이 무르익었을 때, 인간이 태어나는 것처럼 문제의 책에 적혀 있는데, 반대로 말한다면 보쿠오 노사의 경우면 다시 그러한 인연이 익숙하여 인간으로서 존재할 수 있는 일도 있을 수 있겠습니까?

히라다 그것은 모르겠습니다. 본 일이 없으니 모르지요.

다카다 사람이 태어난다, 우리들이 태어나는 것은 아무것도 없는 데서 태어나는 것이 아니고 어떤 종류의 옛 업을 끌고 나오는데, 그 힘 같은 것으로 우리들은 태어나는 셈이겠군요.

히라다 전세니, 내세니 하여도 아무도 가 본 일이 없으며, 본 일도 없습니다. 오직 순간에 살고 순간에 죽고 있다는 것으로 생각하면 전세도 있었을 것이고, 후세도 있을 것이라는 것이겠지요. 고대의 인도인은 그런 식으로 상상하였을 것입니다. 실제로 전세를 알고 있는 사람이 있을 리가 없지요. 미래 세계에 가서 다시 한번 돌아와서 확실하게 있었다고 하는 사람도 있을 리가 없지요.

오직 순간순간을 토막 내어 생각하면 역시 오늘은 전세였고, 내일은 미래 세계라고 할 수 있겠지요. 그러한 전세, 현세, 미래 세계라는 삼세를 우리들은 순간순간 살다가 죽어가는 것도 틀림없습니다. 그러한 것을 분명

하게 확인하는 지혜라는 것은 불명의 것입니다. 그것을
반야의 지혜라고 합니다. 그런 것은 모두 서로가 갖고
있지요. 그러니 그런 것을 깨달은 사람을 부처라 하고
깨닫지 못한 사람을 범부라고 할 뿐입니다.

자기의 생사를 바라보는 것이 중요

다카다 불교의 책에는 우리들의 몸을 구성하고 있는 것을—물
리학에서는 소립자 같은 것이지만—불성이라고 말하며, 우
리들 모두가 공간 그 자신이 불성으로 되었다는 식으로
쓰여 있는데 지금 노사께서 말씀하신 죽은 후에 다시
각자의 사람 몸으로 들어가 존재하는 것은 그런 의미인
지요. 그런 것이 아닙니까?

히라다 그렇습니다. 그러나 불성이란 것은 소립자 같은 요소가
아닙니다. 자각의 지혜인 것입니다. 불성이란 것은 인간
이면 누구나 모두 갖고 있습니다. 그것이 보쿠오 노사의
원래의 모습입니다. 나의 원래의 모습입니다. 당신의 원
래의 모습입니다.

　내가 교토대학에 갔을 때 지도교관에 히사마쓰 신이치
(久松眞一)라는 선생이 있었습니다. 그 히사마쓰 선생하고
여러 가지 이야기를 하고 있을 때, "나는 죽어도 묘를
세워주면 곤란합니다. 추도 강연회를 해주어도 곤란합니
다. 그리고 장례식은 필요 없습니다." 합니다. "왜 묘를
만들면 안 됩니까?" 하고 물었더니 "나는 죽지 않는다."
라고 말하였습니다. 죽지 않는 히사마쓰라는 것이 지금
말한 바와 같이 눈앞에서 말하고 있는 히사마쓰가 아닙

니다. 나인 것입니다. 그래서 결국 장례식도 묘도 아무 것도 하지 않았습니다.

그때 곤란한 것은 독신이었으므로 동생 부부 집에서 만년을 기숙하다 거기에서 세상을 떠났습니다. 그랬더니 그 정도로 유명한 선생이었으므로 매일같이 아침부터 밤까지 연달아 조문객이 와서 동생 부부는 지쳐 버렸습니다. 그때 비로소 히사마쓰 선생은 혼자서 그런 말을 하고 저세상에 갔지만 역시 장례식을 하지 않으면 유족이 피로하다는 것을 느꼈습니다.

묘는 없습니다. 나는 존경하고 있으므로 돌을 하나 놓고 히사마쓰 선생이라고 쓰고 합장하고 있습니다. 그런 의미에서 나도 당신도 모두 같습니다. 그러므로 누구나가 불성을 지니고 있다고 말할 수 있습니다.

오히려 현대의학이란 것은 연명의료도 중요하겠지만 식물인간이 되어 몇 년 살아도 몇십 년 살아도 아무 의미도 없는, 그러한 것도 어느 경우에는 필요하겠으나 일반적으로 아무런 의미도 없습니다. 그것보다는 꾸준히 자신의 생사를 바라는 것이 중요할 것입니다. 이러한 것이 나의 생각입니다.

이론 없이 이론을 초월한다

다카다　저는 불교란 것이 매우 재미있다 하면 무엇하지만, 과학적으로도 흥미롭다고 생각하는 것은 신을 앞세우지 않으므로 이 우주에 있는 모든 것을 설명하지 않으면 안 되기 때문인 것 같습니다. 그것은 자연과학과 같습

니다. 그러므로 궁극적으로는 자연과학의 절대 진리라
는 것과 일치하지 않으면 어느 쪽인가에 어려운 문제가
생긴다고 보기에, 어느 점까지는 불교에 관한 것도 과
학적으로 설명될 수 있다고 여깁니다. 예를 들면 양자
역학 등의 생각은 매우 불교의 사고와 가까운 것처럼
생각됩니다. 오직 마지막의 깨달음이란 것은 매우 어려
운 것 같습니다. 그런데 노사께서는 그런 것을 깨닫고,
보통 사람은 자각할 수 없다는 것은 어떤 일일까요? 원
래는 모두가 자각하고 있어야 마땅할 텐데.

히라다 원래 자각해야 하는 것입니다. 그러나 역시 인연이 없
으면 자각하려는 마음이 생겨나지 않는 일은 있지요.
그러므로 평생을 공부하느라고, 결국 절에서 스님의 이
야기를 듣거나 불교의 경전을 읽을 기회가 없었다. 그
래서 자각할 수 없는 일이 생긴다고 여겨집니다. 그리
고 누구나가 자각할 수 있는 일이지만 이쪽에 들어보거
나 저쪽에 갔다 함으로써 결국 자각하지 못하는 사람도
꽤 있는 것 같습니다. 누구나가 자각할 수 있는 것은
아니라도, 그래도 원래 모두 그러한 능력을 만인은 인
간인 이상 갖추고 있습니다. 개나 고양이까지도 그런지
어떤지……. 그것은 무리라고 생각합니다만.

다카다 전에 노사께서 NHK인가 어딘가에서 이야기했을 때,
외국에서는 선에 흥미를 갖고 있지만 어느 정도 말 등
을 알 수 없으면 무리지 않을까 하고 말씀하셨습니다.
그러나 다른 쪽은 일본에 선종이 전해진 것은 일본인이
중국어를 하지 못했기 때문에 그 신수(神髓)가 전해졌을

것이라고도 합니다. 많은 사람이 중국에서 유학해도 언어가 전혀 통하지 않습니다. 그렇지만 도리어 그 진수가 전해졌다는 설도 있습니다만.

히라다 그런 견해도 재미있다고 생각합니다. 가령 지금 가톨릭 수도사 한 명이 내 밑에서 열심히 선당에 와서 좌선을 하고 있습니다만. 그리스도교의 경우는 그리스도 신학이란 것이 있어, 특히 중세에는 더 좋은 실천이나 신앙이 있었지만 근대 이후 과학과 대결하기 위해 신학이란 것이 생겼습니다. 신학이란 것은 학이란 이름이 붙을 정도로 학문이고 이론입니다. 그러나 좀처럼 그 이론을 초월할 수 없다. 머리가 좋은 사람일수록 초월할 수 없지요. 그 이론을 초월하는 것은 도대체 무엇인가 하면 실은 이론으로 초월할 수밖에 없지요.

그러나 이론 자체가 되면 이쪽은 아직 약하지요. 그러므로 이론을 말살하기 위해서는 이론으로 말살해야 되지요. 앞에서 말했듯이 말을 몰랐으니 오히려 전해졌지 않는가 하는 생각도 있겠으나 거꾸로 말하면 이론을 없애고 비로소 이론을 초월한 세계로 들어간 것이지요.

그러므로 만일 그리스도교의 사람들이 자신들이 갖고 있는 이론을 한꺼번에 모두 버리고, 이론을 초월한 세계로 들어가, 다시 한번 이론의 세계로 되돌아온다면 굉장히 강한 이론이 생길 것이라고 생각합니다. 이론이 없는 사람이 이론을 초월하려고 해도 초월할 수 있는 것은 아니므로, 간단히 초월한다고 해도 그 대신 나갈 곳이 없습니다. 그러나 그 사람들이 이론을 초월해 주었다면 그 세계로부터 이번에는 이론의 세계로 나왔을 때, 이것은 강한 하나의 신학이라고도 할 수 없는, 무엇이라고 하면 좋을까, 대승신학이라고 된다 할까요, 그것을 나는 기대하고 있습니다.

지금으로는 그들은 참선을 하여도 그 견해는 전부 이론적인 답입니다. 그러므로 나는 전부, "노, 노" 하면서 그것을 거부합니다. 그것을 초월하려고 생각하고 있습니다. 그러므로 두 가지 방법이 있는데, 이론을 이론으로 초월하는 방법과 이론을 전적으로 무시한 채로 초월하게 하는 방법이 있습니다만, 나는 선당 속에서는 이론 없이 이론을 초월하려고 하니 매우 어렵습니다. 오히려 이론으로 이론을 초월하는 것이 쉽게 초월할 수 있다고 생각합니다. 그런데 그것을 하면 이쪽이 단순한 학자가 되어 버리므로. 이번에는 또한 저쪽으로 이끌려 가는 일이 있어도 안 되므로 승당에서는 실천만으로 초월하려고 하고 있습니다.

자력으로 판단한다

다카다 끝으로 한마디, 저는 언제나 고민하고 있다고 할까, 저는 비교적 이런 것에 흥미도 있으므로, 노사분들의 이야기를 듣는 기회가 많습니다만, 인가증명같이 석가모니로부터 전해져 계속 깨달음을 전하고 있는 노사분들의 의견이 때로는 다를 때가 있습니다. 『벽암록(著巖錄)』인가 무엇인가에, 진정으로 깨달음을 연 사람의 일거수 일투족은 대중을 놀라게 한다든가, 그것은 무엇을 하든지 깨달음의 경지라고 적혀 있습니다. 노사가 지금 이렇게 이야기하며 팔을 끼고 계시는 모습 자체가 깨달음 그 자체라고도 쓰여 있는 셈입니다. 그러한 분들의 의견이 때로는 잘못이란 것은 깨달음에 심천(深淺)이 있다는 뜻으로 해석하여도 좋은지, 아니면 이쪽이 유치원생과 대학원생을 비교하는 것 같아 도저히 알 수 없는 것입니까? 대체로 선종의 노사분들은 서로의 일에 대해 잘 말하지 않으므로 어느 쪽 이야기를 들어야 좋은지 때때로 고민스러운 때도 있습니다.

히라다 가령 불성의 지혜이니 하는 것은, 물 같은 것으로 둥근 것 속에는 둥글게 들어가고 네모진 것 속에는 네모지게 들어갑니다. 사가라 하여, 노사라 하여도 나름대로의 인품, 인격이란 것이 있어 다르지요. 보쿠오 노사의 인격과 나의 인격하고는 또한 성격도 그릇도 전혀 다르지요. 나름대로의 그릇에 따라 자신의 자각한 지혜가 생기지요. 그러므로 표현법도 다른 것입니다. 그러므로 여러 사람이 말하는 다른 것의 다르지 않은 데를 찾아내야지…….

다카다 그런 것도 분명히 있겠습니다만, 일상 행동에 대한 의견에 이르면 꽤 심한 차이가 있습니다.

히라다 있을 것입니다. 그러므로 그 점은 출처가 되는 것을 당신이 꾸준히 소급해 가면 그 원천을 당신 자신으로 판단해도 좋습니다. 그것도 어디까지나 자력으로 말입니다. 사람의 말은 아무래도 상관없습니다. 어느 선승이 왼쪽으로 가라 했다고 왼쪽으로 가서는 선이 되지 않습

니다. 바조 도이치라는 스님은 언제나 '즉심즉불', 마음
이 즉 부처님이라고 말했습니다. 제자인 다이바이 호죠
에게 "즉심즉불이라 당신의 선생인 바조는 언제나 말하
고 있었는데, 그것이 사실인가?" 하였더니 "아니, 비심
비불"이라고 말했습니다. 전혀 반대의 말을 하고 있습
니다. 그것으로 좋은 것입니다. A 노사가 "오른쪽으로
가라" 하면 B 노사는 "그것은 잘못이다. 왼쪽으로 가
라."라고 하였습니다. 그 나오는 원래의 장소에 돌아가
당신이 A로 가거나 B로 가거나 그것은 마음대로이다.
그것은 자신으로 판단할 수밖에 없다. 그것이 선인 것
입니다.

깨달음은 절대의 가치

다카다 깨달음 뒤의 마음상태와 그 전하고는 매우 다른 것입
니까?

히라다 깨달음이란 것이 도대체 어떤 것일까요? 아침에 눈을
떴을 때, 자고 있던 자신과 눈을 떴을 때의 자신이 다
릅니까? 막연한, 허공의 아무것도 없는 그러한 것이 아
닐까요. 깨달음이란 것은 얻으면 버리는 것입니다.

다카다 우리들도 선종의 고승과 같은, 깨달음에 가까운 경지에
어느 순간에는 몇 번이나 도달하고 있는 것일까요?

히라다 그렇게 되어 있을 것입니다. 당신, 긴자나 어딘가의 큰
길을 저쪽으로 건너려고 할 때, 차가 많이 지나고 있을
때 건너려면 다른 일을 생각하고 있으면 차에 부딪쳐
사고를 일으킬 것입니다. 그럴 때는 아무것도 생각하지

않고 건너는 것입니다. 그것뿐입니다.

다카다　또 한 가지, 깨닫기 전에 가령, 자신의 눈이 자신 쪽을 보고 있거나, 앞에서의 이미지네이션 같은 것이…….

히라다　그것은 아까 이야기한 현경.

다카다　그것은 깨달음에 이르기 전에는 대부분의 사람이 경험하는 데 있어 필요한 것일까요?

히라다　글쎄요. 그 정도로 하나의 일에 계속 전념, 집중하지 않으면 안 되지요. 전념, 집중한다 해도 전념, 집중하여 굳어져 움직일 수 없을 정도가 되어서야 그것은 선의 깨달음이라고 하지 않지요. 집중은 그대로 해방이어서는 안 됩니다. 절대의 집중이란 것은 절대의 해방이어야 합니다. 그렇지 않으면 차에 부딪치니까요. 차가 지나갈 때를 잘 살펴 저쪽으로 안전하게 건너갈 수 있습니다. 깨달음이란 그런 것입니다. 깨달음이란 세계가 특별히 천국이나 어디에 있는데 좌선하고 있으면 그쪽으로 날아간다든가 하는 것은 아닙니다.

다카다　그렇다면 깨달음을 위해서는 괴로운 수행을 하는데, 그것은 역시 필요한 것일까요?

히라다　글쎄요, 보다 빨리 전념, 집중할 수 있는 훈련을 하고 있을 뿐이지, 결코 우리는 고행하는 것이 아닙니다. 바로 그렇게 좌선의 책에도 쓰여 있습니다. 수면도 절제하며, 하고 싶은 대로 하지 않습니다. 먹는 것도 절제하며, 먹고 싶은 대로 먹지 않습니다. 제대로 식사도 하고, 잠도 잡니다. 오직 하나의 문제에 부닥쳐 이러지도 저러지도 못하는 경우에는 어느덧 1주일간, 밥도 먹

지 않고 좌선한다는 것입니다. 그러나 그것은 원칙이
아닙니다. 적당하게 식사도 하고, 적당히 잠도 자야 합
니다. 그렇다고 너무 잠을 자면 좌선을 할 수 없습니
다. 먹고 싶은 대로 먹고, 자고 싶은 대로 자고, 자아,
좌선합시다 해도 아무도 하지 않습니다. 그러므로 좌선
할 수 있을 정도로 음식을 먹고, 피로하지 않을 정도로
잠을 잡니다. 그리고 하나의 일에 전념합니다.

그런 일에 익숙해지면 별도로 선당에서, 감옥 비슷한
곳에서 꾹 참고 있지 않고, 거리에 나가 일하거나 무엇
인가 하면서 그러한 일을 할 수 있다면야 최고입니다.
선당의 생활이란 것은 헛 형식입니다. 그러나 헛 형식
에서 일단은 기본을 자각하려고 생각하니, 이러한 밀실
같은 곳에 박혀 있는 것입니다. 이런 곳에 있어 봤자
아무런 의미도 없습니다. 그것이 이번에는 어떻게 응용
문제로서 이 세상을 살아나가야 하는가, 거기에 선의
문제가 나오는 셈입니다.

다카다 대단히 고맙습니다.

에필로그
미소의 수수께끼

죽음의 얼굴에 남은 미소와 눈물

1989년 7월, 임제종 방광사파 관장인 고킨 덴린 노사와 대담하였습니다. 이유는 노사께서 간장암의 말기임에도 불구하고 정력적으로 강연, 휘호, 집필활동을 무난히 하고 계시므로 무엇인가 말씀을 여쭈어 병으로 괴로워하고 있는 많은 사람들에게 격려를 할 수 있었으면 하는 바람에서였습니다.

노사는 7월에 만났을 때는 아직 건강하였으나 8월에 방광사의 강습회에서 강연한 그때쯤부터 급속하게 체력이 쇠약해져 도대체 책을 만들 수 있을까 걱정이 되었습니다. 10월에 만나 대담의 교정에 마지막 손질을 하여, 겨우 완성되어 『죽음을 초월하는 마음의 과학』으로 간행할 수 있었습니다.

이 책을 만드는 데 있어 덴린 노사의 스승에 해당하는 세키 보쿠오 노사하고도 대담할 수 있었습니다. 보쿠오 노사는 매우 피로에 지친 느낌의 힘든 태도로 말씀하여 주었으나, 그중에서 특히 흥미를 끈 것은 다음의 말이었습니다.

"영혼이란 없는 것이에요. 만일 그런 것이 사후의 저세상에 건들건들하고 있다면 이젠 저세상은 영혼으로 가득 차 버렸을 것이외다."

그리고 "그러나 영이 있다는 것도 옳다고는 할 수 없으나, 무엇이라고도 말할 수 없다."라고 그야말로 선문답 같은 발언을 추가하였습니다.

그다음 해 1월에 덴린 노사가 세상을 떠 매우 섭섭한 생각이 들었습니다. 또한 같은 해 3월에는 나의 어머니가 돌아가셨는데 돌아가셨을 때 입가에는 희미한 미소가 남아 있었습니다. 그때 필자는 할머니의 죽음을 생각했습니다. 할머니는 필자가 22세일 때 돌아가셨으나 역시 입가에는 미소가 남아 있어 밤샘에 온 사람들은 "웃고 있는 것 같다"라고 하는 것이 인상적이었습니다.

당시는 죽음의 자리에서 의식은 없어도 마음속에서는 감사하고 있는 것이 아닐까, 그것은 죽음의 직전에 나타난 것이 아닐까 하고 생각했습니다.

또 한 가지 생각나는 것은 이즈 류우타쿠사의 나카가와 소오엔 노사의 이야기입니다. 소오엔 노사는 이치고, 도쿄대학을 나온 수재이며 유명한 야마모토 겐포오 노사의 법을 이은 분입니다.

노사는 이치고 시대에 작가인 다카미 준의 친구였습니다. 도쿄 다니나카의 전생암에서 제창 시에 다카미 준의 최후 일을 말한 적이 있습니다.

"다카미의 최후 때는 의식이 전혀 없었다. 자신은 다카미의 호흡에 자신의 호흡을 맞춰 다카미가 숨을 쉬면 자신도 쉬고 다카미가 뱉으면 자신도 뱉었다. 이러한 것을 잠시 계속하다가 자신이 꾹 숨을 멈추면 다카미의 눈언저리에서 눈물이 주르륵 흐르더니 그대로 숨을 거두었다."

담담하게 그렇게 말하였습니다.

그때도 나는 일대의 고승 나카가와 노승의 마음과 무의식의 다카미의 마음이 깊숙이에서 이어져 있으며, 그 마음이 감사의 눈물로 흐르지 않았는가 생각하였습니다.

1991년에 보쿠오 노사가 돌아갔다는 소식을 듣고 나는 매우 실망하였습니다.

그러나 노사의 법사(法嗣 : 법적 후계자)인 히라다 세이코 노사는 선문화연구소장도 겸하고 있는 학식이 있는 선승인데다 보쿠오 노사가 자신의 뒤를 위탁한 분이므로 천룡사의 선은 별일이 없을 것이라고 생각하고 있었습니다.

　임사체험의 이야기가 있었을 때, 나는 처음 전국의 임제승당의 사가(師家 : 지도자로서 스승에서 선의 법등을 이었다고 증명되는 승)로부터 마경에 대해 설문조사를 취하고 마경과 깨달음의 관계에 대하여 노사분들의 체험을 집약하여 그래프나 무엇으로 만들면 재미있는 연구가 되고 흥미로운 책이 되지 않을까 생각했습니다.

　사실 이 취지를 블루백스 편집장인 S 씨에게 이야기하여 찬성을 얻고, 또한 몇 분의 노사분들하고도 연락을 취했습니다.

　그런데 우선 보쿠오 노사의 법사인 히라다 노사를 만나, 여러 가지 이야기를 여쭤보고 S 씨와 나의 집사람, 셋이서 천룡승당으로 갔습니다.

　노사는 매우 바쁘신 분으로 만날 수 있는 시간은 1시간이라 하기에 될 수 있는 대로 낭비가 없도록 질문을 한 셈이었습니다.

　노사는 매우 부드러운 분으로 유치한 질문도 끝까지 듣고 진지하게 답하여 준 데 대해 정말로 고맙게 여기고 있습니다. 그때까지 노사분들을 만나면 "이런 이유를 말해도 안돼요."라는 식으로 참선 때와 같은 태도를 보이는 분도 있었으나 세이코 노사는 전혀 그러한 모습이 없었습니다.

　노사와의 대담 후 나는 다른 분들에게 이야기를 여쭐 필요를 전혀 느끼지 않았습니다. 노사의 말씀은 그 정도로 대단했습니다. 협력하여 주신 데 대해 진심으로 감사를 드립니다.

손, 발의 움직일 때를 모른다

　그런데 임사체험인데 서양의 학자가 이것을 죽음에 가까운

사람의 뇌 반응으로 보고 있는데, 일본에서는 영계를 본 것같
이 해석하는 사람이 많은 데는 놀랐습니다. 그러나 뇌 반응이
라 하여도 임사체험의 중요성은 조금도 감소하는 것은 아닙니
다. 그것은 종교상의 회심이나 깨달음이 뇌의 반응에 의한다고
생각하기 때문입니다.

특히 불교에서는 우리들을 구성하는 것은 원래 한없이 깨끗
하고, 한없이 평안한, 그리고 태어나는 일도, 멸하는 일도 없는
영원성을 지닌 불성이란 것으로 이루어지며, 또한 우리들의 마
음은 원래, 신불과 같은 지혜와 덕을 갖고 있었다 하므로, 이
마음이 죽음에 임하여 '자신을 자각하는' 즉 깨달음의 경지에
들어가는 것은 당연히 있을 수 있다고 생각합니다.

흔히 선승이 깨달았을 때, "손발을 움직일 때를 모른다."라고
할 정도로 환희에 가득 찬 경우가 있다는 것이 알려져 있습니
다. 즈지 소오메이 노사도 깨달음에 이를 때의 일을 다음과 같
이 말하고 있습니다(『선의 길을 더듬어 와서』).

"예정의 3일간은 끝났는데 견성(見性)할 수는 없었다. '또 안
되는가' 하고 생각하면서 나는 원각산을 내려갔다. 그런데 귀로
의 전차 속에서 나의 심경에 돌연한 변화가 생겼다. 차 안의
모든 사람의 이마에서 하나하나 광명을 내고 있는 것처럼 느껴
졌다. 사람만이 아니라 보이는 것 모두가 빛을 내고 있었다. 오
기쿠보 역에서 어느 정도 떨어져 있는 곳에 있던 집으로 돌아
오니 어찌 된 영문인지 '환희'가 생겨나 그야말로 "몸 둘 바를
모를 정도였다."라고 할 정도로 나는 집 안을 뛰어다녔다. 아침
에 회사에 출근하니 부장인 오카모도 씨가 "즈지 씨, 무슨 좋
은 일이 있었습니까? 이마가 번쩍이고 있어요."라고 한다.

또한 그 책에서 부인이 돌아갔을 때 얼굴에 미소를 띠고 있었다는 것도 쓰고 있습니다.

또 하나의 예를 들겠습니다. 이것은 전 원각사파 관장 아사히나 소오겐 노사의 경우로 『불심(佛心)』에 다음과 같이 쓰고 있습니다.

"그 당시 나는 저녁 종이 울릴 때부터의 좌(坐)가 제일 좋은 좌라는 것을 알고 매일 그 시간을 중요하게 생각하고, 그날 기분 좋게 앉아, 어느덧 무자삼매(無字三昧)에 들어가(無字의 공안에 몰두할 수 있는 것) 시간이 흐르는 것도 모르고 있었습니다. 그때 직일(直日)이 입당하여 개판(開板)을 치고 경행(經行 : 선당 내를 좌선하는 마음으로 걷는 것)의 탁(柝)을 친 순간, 바로 가슴속이 텅 비고 무엇이든지 빛나고, 이때는 이렇다 저렇다 할 말이 없고 오직 눈물만 흘러 사람을 따라서 걷고 있어도 허공을 걷는 것 같으며, 아 아, 겨우 알았다는 것으로 기뻐서 어쩔 줄 몰랐습니다.

여기서 나는 불심의 일단을 보았던 것입니다. 불심은 생을 초월하고 사를 초월한 무시무종의 것, 불심은 천지를 감싸고 산도 강도 풀도 나무도 모든 사람도 자신과 일체란 것. 또한 그것이 자신의 위에 활발하게 살아 움직이며 보거나 듣거나 말하거나 움직이고 있다는 조사방(祖師方)의 말이 그대로인 것을 알았습니다."

같은 환희나 빛이 반짝이는 체험을 말하는 노사분을 열거하자면 끝이 없습니다. 보쿠오 노사도 '지도무난(至道無難)'이란 말을 들었을 때, 일순 모든 괴로움이 사라지고 마음도 가벼워졌다고 합니다.

또한 나카가와 노사는 이러한 사정을 친구의 깨달음에 들어가는 체험을 인용하여 "즐거워, 즐거워 견딜 수가 없다."라고 표현하고 있습니다.

즉 사람은 정신의 집중이 극한상태에 이르면 자신의 불성(본성)을 자신이 자각하고 또한 그때는 외계의 상태가 크게 변하여 모든 것이 반짝여 보인다는 것은 있을 수 있는 일이라고 생각합니다.

이런 상태는 단순히 종교적으로 정신을 집중했을 때뿐만 아니라 죽음의 위험에 노출되었을 때도 생겨날 수 있는 것입니다.

이러한 것을 생각하면 임사 때의 행복감이 얼굴에 나타나 미소를 짓는 것은 당연히 있을 수 있다고 믿어 의심하지 않게 됩니다. 나 자신도 정말 보잘것없지만 자신의 힘으로 마음속 깊이의 기쁨을 웃어버린 경험이 있습니다.

죽음은 불심의 세계로 돌아가는 것

문헌을 보아도 임사체험을 이렇게 받아들이는 사람은 없는 것 같습니다. 그러나 이렇게 받아들이는 것은 마음의 평안을 얻으려고 고민하는 사람들에게 사람은 죽음에 임하여 진정한 깨달음의 견지에 들어갈 수 있다는 것을 시사하는 것일 겁니다. 이것은 인생에 있어 대단히 중요한 일이라고 생각합니다.

아사히나 노사는 다음과 같이 쓰고 있습니다.

"우리들은 모두 영원히 살고 있는 불심을 지니고 있습니다. 불심을 지니고 있다고 말하면, 무엇인가 귀중한 것을 가슴속에 간직하고 있는 것처럼 들리나 그렇지 않습니다. 불심은 영원히 살 수 있는 것일 뿐만 아니라 광대무변한 것으로 전 우주를 싸고 있는 것으로, 우리들이 태어난 것도 죽는다는 육체의 숨이 멈추는 것도 모두 불심의 작용이며, 우리들은 언제 어디에 있어도 불심에서 이탈할 수는 없는 것입니다.

　불심은 언제나 깨끗하고 언제나 조용하고 언제나 편안하고 언제나 밝은 것이며 일체의 괴로움이나 슬픔이나 불안이 없는 세계이며 죽음은 그 세계로 되돌아가는 것입니다."

　즉 열반에 든다는 것은 분명히 영원히 깨끗한 불심의 세계로 되돌아가는 일이므로 불심으로 되어 있는 우리들의 '마음'이 이것을 자각하는 일은 있을 수 있는 일이 아니라, 없다는 것이 이상한 일이 됩니다.

　필자 자신이 책을 쓰고 있는 동안 불가사의한 어두운 느낌이 들기도 하였습니다. 이것은 임사의 책이나 논문을 너무 읽었거나 지나치게 생각했기 때문일까요? 아니면 일부의 영매자가 말하는 것같이 부유하는 영이 씌었기 때문일까요? 혹은 장마철의 집필로 과로했기 때문일까요?

　원인은 전혀 모르겠습니다. 지금까지 어떤 책을 쓸 때보다도 이상한 정신상태가 된 것은 사실입니다. 그러나 고맙게도 탈고 후에는 혹이라도 떨어진 것같이 기분이 좋아졌습니다.

　끝으로 언제나 새로운 책을 만들도록 격려해 주고, 함께 천룡사까지 가주신 편집장 S 씨에게 마음속으로 감사를 드립니다.

우리는 죽으면 어디로 갈까

죽음 이후 다시 살아난 삶

인쇄 2020년 11월 12일
발행 2020년 11월 17일

지은이 다카다 아키카즈
옮긴이 편집부
펴낸이 손영일
펴낸곳 전파과학사
주소 서울시 서대문구 증가로 18, 204호
등록 1956. 7. 23. 등록 제10-89호
전화 (02) 333-8877(8855)
FAX (02) 334-8092
홈페이지 www.s-wave.co.kr
E-mail chonpa2@hanmail.net
공식블로그 http://blog.naver.com/siencia

ISBN 978-89-7044-949-4 (03510)